编 .—北京：中医古籍出版社，

– 养生（中医）– 手册

16）第 216129 号

（100700）

年 11 月第 1 次印刷

和暢

《灵枢·经脉》

经脉者，所以能决死生，处百病，调虚实，不可不通。

《素问·脉要精微论》

五藏者，身之强也；得强则生，失强则死。

图书在版编目(CIP)数据

知己健康手册经络篇 / 袁野主
2016.11
ISBN 978-7-5152-1328-6

Ⅰ. ①知… Ⅱ. ①袁… Ⅲ. ①经
Ⅳ. ① R212-62

中国版本图书馆 CIP 数据核字(

知己健康手册经络篇
袁 野 主编

责任编辑 贾萧荣
封面设计 韩博玥
出版发行 中医古籍出版社
社 址 北京东直门内南小街 1
印 刷 三河市德辉印刷有限公
开 本 880mm × 1230mm 1/3
印 张 6.375 印张
字 数 150 千字
版 次 2016 年 11 月第 1 版
书 号 ISBN 978-7-5152-132
定 价 18.00 元

序 言

进入21世纪以来，我国人民的生活水平普遍提高，生活、工作节奏也明显加快，与此同时，如何能提高生命质量，保持身心活力，延缓衰老，健康长寿？已成为人们普遍关心的问题。

近几年来，随着传统文化的复兴，中医药文化在国内外日益受到重视。中医，这个在今天依然保持着旺盛生命活力的中国古老文化之精髓，千百年来为人类的繁衍生息做出了不可磨灭的贡献，它通过阴阳、五行等方法，秉承天人合一、道法自然的理念，将无比复杂的问题系统化和概括化，站在形而上的角度，应对层出不穷的生命和健康问题。

中医学的核心理论之一是经络学说，早在《黄帝内经》成书时期，便将经络的重要性提高到无与伦比的地位，认为“经络者，所以能决死生，处百病，调虚实，不可不通。”由此可以看出，经络在中医防治疾病中有着不可替代的作用，因此，无论是中医临床工作者还是普通老百姓，了解经络知识，对于养生保健、防治疾病，都是不可或缺的。

为了大力弘扬中医药文化，造福人民，从2012年开始，国家将中医治未病工程列入“国家‘十二五’科技支撑计划项目”。作为该项目——“中医预防保健（治未病）服务技术研究与示范”的课题承担单位之一，炎黄东方（北京）健康科技有限公司与昆仑健康保险股份有限公司充分发掘传统中医理论精华，结合现代先进科学技术，旨在全面整理和总结中医治未病的具体方法和经验，搭建一个可实地操作的中医健康管理平台。《知己健康手册》系列科普书的编纂就是整体项目计划中的一个重要组成部分，该书以《黄帝内经》中有关治未病理念为出发点，对中医经络理论和实践进行了全面系统的整理、归纳，针对国民养生的实际需求，编撰了一部通俗易懂、简单有效的中医养生宝典，使养生知识更加系统性、实用性、科学性。

本书注重趣味性与知识性，是一本不可多得的好书，大致归纳起来，本书有以下特点：

第一，系统全面，内容丰富。本书秉着“古为今用，兼收并蓄”的原则，详述经络养生理论、方法及实践运用，凡与经络相关之养生理论及方法，无不取其精华，收罗齐备。读者诸君，可于书中选择一二适合自己的方法，勤而行之，必获益处。

第二，整体调养，因人而异。养生理论既有普遍适用性，但个别具体方法也讲究因人而异，不能盲目跟风。本书即注意到了这一点，因此，书中在全面论述各种经络养生理论及方法的同时，也针对不同的病证、体质，提供了有针对性的养生方法，供大家参考。

第三，通俗易懂，简单易行。本书内容丰富，语言平实，力图将最深奥难懂的中医经络养生理论用通俗易懂的语言描述出来，其中所述各种养生方法，不但操练简单，而且效果显著，并配以多种插图，图文并茂，深入浅出，将高深的养生理论简单化，生活化。

值得一提的是，本书在全面系统介绍古今中外养生方法的同时，于最后一章，专门论述了“中医预防保健（治未病）服务技术研究与示范”项目的部分研究成果，如“闻音辨识”软件、“和畅行”站板、“和畅经络运动”等，充分依托国家科研力量，站在中医的角度，将现代科学技术为我所用，使中医治未病工程焕发新的活力。与此同时，炎黄东方（北京）健康科技有限公司提出的“KY3H”中医健康管理模式，从如何对人体健康状态进行辨识，到如何通过科学锻炼改善人体健康状态，以全新的视角，娓娓道来，令人耳目一新。

吾于工作之余，翻阅本书文稿，深感中医药文化之博大精深，内容详尽全面，可以作为中医药临床工作者或普通大众之案头必备书，如能将其养生理念及延年益寿之方法，广泛传播，可望为人类健康带来新的希望。本书行将付梓，欣慰之余，乐而为之序。

北京中医药大学原校长　郑守曾

2016 年 1 月 1 日

前 言

在中国上下五千年的悠悠历史中，中医以它独特的哲学观帮助着从古至今的中国人，人们用它来治疗疾病，保持健康。古有华佗、扁鹊治病救人，多少故事至今仍被津津乐道；今有面对非典，束手无策之时，中医以它强而有力的姿态又一次证明了它存在的价值。然而中医还是有很多玄妙的问题有待理清，经络恐怕是其中最玄妙，最难以琢磨的问题之一了。几千年前，人们知道了经络的存在，在治疗中大量运用了它的功能，但是并没有人能够通过什么仪器看到它，搞清它到底是什么。

有人把经络比作水，也有人把经络比作水渠；有人把经络比作大树，经脉是树干，络脉是树枝。但也仅仅是比喻而已，人们靠着各种比喻、想象来体会经络的存在，但经络的疗效却是毋庸置疑的。

近代以来，针灸渐渐走出国门，走向世界，从20世纪70年代（1972年）尼克松访华以后，针灸正式走入美国，在美国掀起了针灸热，这是针灸走向世界的新开端。北京时间2010年11月16日晚，肯尼亚首都内罗毕传来一条令全世界热爱针灸人士振奋的消息，联合国教科文组织保护非物质文化遗产政府间委员会第五次会议将中国申报的“中医针灸”列入人类非物质文化遗产代表作名录，这是全世界对针灸的认可，也是中华民族的一个财富。

然而“什么是经络”？依然是困扰了人们很多年的问题，虽然几千年前的中医经典《黄帝内经》对于经络的问题早已给出了答案，认为它是人体沟通内外，联络脏腑，运行气血的通道。但随着中西方文化的交流，为了更好地弘扬中医药文化，急需通过现代科技手段对其进行再认识。多年来，中外学者花了大量的时间、精力、财力、物力去寻找它、证实它。然而，结果似乎总是不尽如人意。经络自始至终保持着，你看见，还是没看见，我就在那里的态度。这也让现代中医人在面对西医，面对外界的质疑时，不能理直气壮，正面回答到底什么是经络。

对于“什么是经络”的问题时至今日依然众说纷纭，尚无确定的答案，这是科学家所要解决的问题。但作为普通大众，更为关注的是“如何利用经络”。利用经络防治疾病，我国从古至今已积累了无数宝贵的经验。

为了充分发挥中医药养生治病的独特优势，2012年，中华人民共和国科学技术部将中医“治未病”项目列入“十二五”国家科技支撑计划项目。在国家中医药管理局的组织下，炎黄东方（北京）健康科技有限公司、昆仑健康保险股份有限公司、中国中医科学院、福建中医药大学、国家人口计生委科学技术研究所、中国人民解放军第二军医大学、杭州师范大学等七家单位共同承担了该项目——中医预防保健（治未病）服务技术研究与示范。其中，炎黄东方（北京）健康科技有限公司成立于2006年，在与昆仑健康保险股份有限公司的全面战略合作过程中，以“治未病”为核心理念，以创立中国特色健康服务业为目的，以创新“治未病”健康服务为目标，以成为中国特色健康服务一站式解决方案提供商，为大众提供知己健康服务为己任，不断探索并实践既满足人群多层次、多元化的健康需求，又在经济上可持续的服务模式。昆仑健康保险股份有限公司秉承“治未病”的传统思想，创建了中医特色健康保障服务模式（KY3H模式），以“管理风险、固本治本、提升状态、祛病健人”为服务理念，为大众提供融健康文化、健康管理、健康保险于一体的健康保障服务。

本项目下设八个子课题，分别是：

健康状态辨识技术方法研究

中医预防保健治未病共性技术研究

中医预防保健（治未病）规范及技术标准制定

公共卫生服务领域中医预防保健（治未病）服务技术应用示范

慢性非传染性疾病防控领域中医预防保健（治未病）服务技术应用示范

健康保险服务领域中医预防保健（治未病）服务技术应用规范

中医预防保健（治未病）优质服务技术应用示范

特殊人群中医预防保健（治未病）服务技术应用示范

该项目以中医药传统理论为基础，充分运用现代科学技术，对国内外有关健康文化、健康管理、健康保险的研究成果和实践经验，进行了多学科综合分析、研究，创新性地提出中医治未病“服务包”模式，并开发出一系列融中医经络理论与现代科技为一体的产品，进一步丰富并充实了具有中医特色的健康保障服务模式（即KY3H健康保障服务模式，简称“KY3H模式”），在国家实施的“治未病”健康工程中，具有积极的现实意义。

作为课题研究成果之一，本书在充分查询、整理古今中外相关文献的基础上，从中医经络的角度，全面介绍了中医“治未病”的理论和方法，希望对大众的自我预防保健有所裨益。

本书在编写的过程中，得到了多位专家学者的指导，以及北京中医药大学多位在校研究生的大力协助，然而限于编者学识有限，难免疏漏，敬请广大读者不吝指教，共同促进学术进步。

“十二五”国家科技支撑计划
“中医预防保健（治未病）服务技术研究与示范”项目组
2015 年 11 月

目　录

第一章　经络知多少

“经络”是中国老百姓耳熟能详的一个基本词汇。我们常说的“不通则痛”，指的就是“经络”不通就会出现各种病证。经络是人体重要的运输通道，维系着人体正常的生命活动，一旦出现问题，人们的健康状况就会受到威胁，因此不可不通。

现代社会虽然养生书籍琳琅满目，但读者如果没有一定基础，很难较好地运用中医经络知识，形成自己的养生思路。因此，本章就经络的历史、现代研究以及经典的经络理论做一个简要介绍，希望能帮助读者更好地了解经络的基础知识。

第一节　缘起——经络的起源与发展

1. 关于血、气、脉的二三事

笼统说来，经络就是人体运行气血的通道。要想进一步理解经络这个运行气血的通道，就必须先了解几个相关的概念：**血、气、脉、经、络**。

血：人体内流淌的红色的液体。古人在日常劳作中发现，无论人还是动物，一旦失血过多，就会有生命危险，这表明**血是维系生命的一种重要物质**。因此，血在古代被用于祭祀，表达对生命的敬畏。此外，人们在劳作中发现偶然的出血使所得疾病好转，这样的经验不断积累，形成了放血疗法。维系生命、可以用来治疗疾病便是人们对血最朴素的理解。

气：本义是指在天空中飘动的云气。我国第一部字典《说文解字》解释说："雲气也。象形。凡气之属皆从气"。云没有固定的形状，能自由移动于天地间，消散为肉眼不可见的物质。中医认为，这种"不可见"的物质与人的呼吸密切相关。有呼吸就意味着生命存在，呼吸停止则生命终止。因此，由云气演变而来的，与呼吸相关的物质——**"气"也被认为是维系生命的重要物质**。就像"龙生九子，九子不同"一样，由于人体之气的生成、分布、功能的不同，"气"又有元气、宗气、营气、卫气等不同种类。

元气——是人体最本源、最重要的气。由肾中所藏的先天之精化生，是人体生命的原动力。元气可以推动人的生长发育与生殖功能，调节脏腑经络、全身的正常生理活动。

宗气——指积于胸中之气。人体"膻中"穴是宗气的居所，所以又被称为"上气海"。宗气与发声、呼吸、气血的运行等密切相关。

营气——指运行于脉中，具有营养作用的气。在脉中与血不可分离，常以"营血"相称。营气可以化生血液，营养全身。

卫气——指运行于脉外，具有护卫机体功能的气。卫气可以护卫机表、温煦机体、调节腠理的开合。简单来说，卫气与人体的免疫力相关，起着抵御外邪入侵的作用。

脉：本义是指血管。"脉"小篆写作""。我们的祖先很有智慧，每个字的构形都有其特定的原因，从小篆""字不难看出古人是将血流现象比作水流。此外，古人认为，在脉内流动的不仅有看得见的血，还有看不见的气。复杂多样的气行现象，显然是

血管这一概念无法囊括的。因此，就有了经络概念的形成与发展。

经、络：是对“脉”的进一步分类。《黄帝内经》里说：“经脉为里，支而横者为络”，也就是说，经脉是深层纵行的主干线，络脉是相对较表浅的横行通道。

2. 经络的发现

经络，是怎样被发现的？

——有一种说法是经验的总结。

我们的祖先很勤劳。他们在生活、劳作中逐步发现身体的某些部位和疾病有着一定对应的关系：比如，下地干活时，食指尖不小心被划破了（刺激了商阳穴），血流出来了，然后咳嗽莫名其妙的就好了；再比如，牙疼了很久，但是按按拇指旁的穴位（合谷穴）能够缓解。

久而久之，他们发现：

✧ 人体内的血是流动的，就像自然界的水一样。载水行者为水道，那么载血行者，是否能称之为“血脉”？

✧ 对某些部位进行刺激时，有时不只会出血，还有可能产生一些有趣的感觉：如，水波样的感觉、蚁行感、酸胀感等，姑且称之为气的感觉吧，气在人体的生命活动中也起着非常重要的作用。

✧ 气和血、血脉之间又有着什么联系呢？它们会不会有一种共同的通路呢？

……

我们的祖先很智慧。他们一边发现，一边总结，一边思考，然后渐渐地形成了血气、经气等一系列的概念，并归纳出一系列利用经络来进行治疗的基础的方法。

《管子·水地》记载："水者，地之血气，如筋脉之通流者也。"

《黄帝内经》认为，人体生命活动的正常进行，与经气的正常流通密切相关；针刺入正确的腧穴，针与经气相得，便可以产生酸、麻、胀、重等以特殊感觉为中心的得气现象；针刺得气，是治疗疾病取得疗效的关键。

《说文解字》中说："砭，以石刺病也。"

战国初期的文物《行气玉佩铭》上就有关于行气过程的描述："深则蓄，蓄则伸，伸则下，……"意思就是说深呼吸使气积聚于丹田（小腹部），会出现气的上下运行。后人把这种现象叫作小周天，即呼吸时，伴随着气在任、督二脉上下循环流动的感觉。

——还有一种说法是"内景隧道"

中医的起源与中国本土的道家密切相关，许多理论与道家学说有着千丝万缕的联系。

老庄思想认为，宇宙本体为一团混混沌沌的气，空虚无形，运行不止，这便是道。并据此提出了"致虚极，守静笃"的"清静无为"的思想。中医著作中，也有相应的描述。

《黄帝内经》言："恬淡虚无，真气从之。"

意思是，虚静内守，激发气的产生与运动，意守部位即有热感，并会沿着一定的线路运行。在虚静养气的过程中，意念紧随热感运动，最终便可感受到真气运行的全过程。李时珍在《本草纲目》中提到：**"内景隧道，唯返观者能照察之"**。这里的"内景隧道"指体内的经络通路，"返观"指把对体外的观看返回到对自我的照看，即内视。意思是，人体内经络的景象，只有自我内视的人，才能洞察到。因此，根据古代相关文献做出"古代练功高深者，在内观的情况下，补充完善了经络"的推测，也是有道理的。

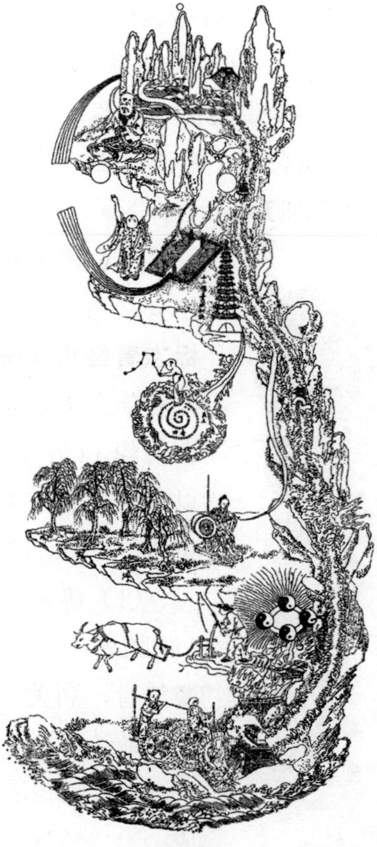

内经图

3. 经络学说的发展

✧ 关于经络**最早的文献记载**见于马王堆汉墓出土的两种帛书:**《阴阳十一脉灸经》《足臂十一脉灸经》**(成书时间不晚于公元前 168 年)。两本医书的内容大致相同，都描述了足、臂共十一脉的基本情况。

其中，大部分经脉都是向心性循行（即由四肢末端开始向躯干、头面部循行。这点和《黄帝内经》中的十二经循行有所不同)。并且，经脉与脏腑之间没有关系(《黄帝内经》中经络属络表里脏腑，构成了经络学说的核心内容)。此外，值得一提的是，在治疗方法上，只涉及灸法，未谈针法，却有砭石的记载。这两本书构成了经络学术的雏形。

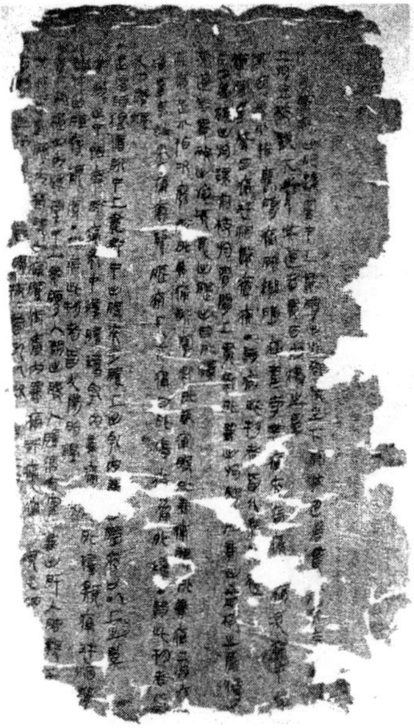

阴阳十一脉灸经

☆《黄帝内经》(公元前99年—公元前26年成书)的问世，**标志着经络学说的形成**。《黄帝内经》分为《素问》《灵枢》两部分，全书约14万字，系统总结了秦汉以前的医学成就。其中关于经络的论述，主要有：

(1)确定了经络的基本概念。“经脉者，所以行血气而营阴阳，濡筋骨，利关节者也”，这是关于经络最经典的定义。

(2)确定了经络系统的基本组成：十二经脉、奇经八脉，以及附属于十二经脉的十二经别、十二经筋、十二皮部等。

(3)阐述了经络的生理功能：联络脏腑，沟通内外、运行气血、调节阴阳、濡养周身、传导感应等。

(4)描述了经络的病理变化，系统介绍了经络与脏腑的相互关系，主要表现在脏腑化生气血，经络运行气血以及十二经脉与十二脏腑在体内形成的属络关系。

✧ **《黄帝八十一难经》**（简称《难经》）据传为神医扁鹊（秦越人）所作。多数医家认为《难经》是对《黄帝内经》中疑难问题的解释。《难经》对经络学说的贡献主要有：首次提出了奇经八脉的概念，补充了《黄帝内经》奇经八脉理论的不足；首创独取寸口的脉法，即把《黄帝内经》的三部九候（全身显现在体表的动脉搏动尽需触诊）变为独取寸口（也就是现在中医看病时的摸手腕部的脉搏）；以气、血之分来解释十二经病候产生的原因等。

✧ 东汉张仲景（公元150—219年）在总结先前经典医籍的基础上，撰写了**《伤寒杂病论》**，创立了六经辨证。即根据伤寒热病病变规律，把疾病的传变分为了六经病证：太阳病、阳明病、少阳病、太阴病、少阴病、厥阴病。例如，在太阳病中头项强、腰脊痛（头痛、脖子痛、背痛、腰痛）等症，与足太阳经行于头项腰脊有关。

✧ 晋代皇甫谧（公元215—282年）编著的**《针灸甲乙经》是我国现存最早的针灸学专著**。其中记载了349个穴位，84个穴位处有交会关系（即后世所言的交会穴，多来源于此）。《针灸甲乙经》对十四经腧穴做了系统整理，将穴位与经脉归于一体，即穴位归经，改变了以往经、穴分离的现象，是经络腧穴发展史上的一大进步。

✧ 隋唐医家特别注重**明堂图（经络腧穴图）**的绘制。杨上善除撰著**《黄帝内经太素》**（分类研究《黄帝内经》的最早一本书）以外，也修订过“明堂”。有“药王”之称的孙思邈的**《备急千金要方》**中附有彩色的“明堂图”，惜已不存。甄权（唐代针灸大师）曾修订过南朝时的明堂图，王焘的**《外台秘要方》**中也有按十二经脉的分布绘制的“十二人图”。

✧ 宋代医家对经络腧穴进行了系统的整理研究。王唯一（公元 987—1067 年）重新考定明堂经穴，撰成**《铜人腧穴针灸图经》**，并刻于石碑上，对经络的教学、普及和传播起到了非常重要的作用。此外，设计并主持铸造**针灸铜人两具**，一具用于人们观览，一具用于医学教学。针灸考试时，若扎对穴位，铜人会出现“针入汞出”的现象，十分奇妙。

✧ 金代医家将古代候气、顺时的刺法思想发展为具体的子午流注针法。何若愚的**《流注指微赋》**是对子午流注针法的总结。

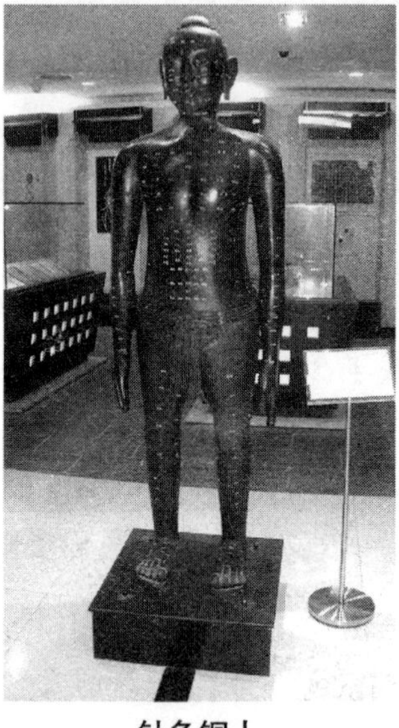
针灸铜人

金元时期的窦汉卿（公元 1195—1280 年）著有**《针经指南》**，第一卷的标幽赋以歌诀形式记载了针灸学的内容，强调了按时取穴、流注八法。

✧ 元代滑伯仁（公元 1304—1386 年）写有**《十四经发挥》**，对十二经脉和任督二脉进行了考证，首次提出了“十四经”的名称，并按照经脉循行，对所属腧穴进行了整理，形成了较完整的十四经体系，对后代讨论经络的医书有很大借鉴性。

✧ 明代是针灸学发展的高峰，名医辈出，针灸著作也大量问世。夏英的**《灵枢经脉翼》**是在《十四经发挥》的基础上结合作者体悟成书，为经络学专著；高武的**《针灸聚英》**载有依据滑伯仁所述经脉气血流注顺序所绘制之图；沈子禄的**《经络全书》**全面论述了经络学说；伟大药物学家李时珍的**《奇经八脉考》**总结了前人有关奇经八脉的循行分布、所含腧穴、所发病证等内容，为奇经八脉学说做出了重要贡献；杨继洲的**《针灸大成》**（公元1601年）**集明代以前针灸学术之大成，为明代影响最大的针灸学专著**。

✧ 清代出现了一些注释《黄帝内经》的著作，如张志聪的**《黄帝内经素问灵枢集注》**，使不少疑难问题得以阐明，但关于经络学的专著比较少。李学川的**《针灸逢源》**（公元1871年）有一定的学术地位，确定了361个腧穴，沿用至今（最近一次标准化进程中，督脉添“印堂”一穴）。清代在药物归经的理论和运用方面有所发展，如严西亭的**《得配本草》**、赵观澜的**《医学指归》**都将经络学说与药物效用结合起来，认为“何经之病，宜用何经之药”。

第二节　现代研究——揭开经络的神秘面纱

1. 现代研究的发展历程

1956年，经络实质的研究被列为“全国自然科学发展规划”的重点项目，中国科学界由此踏上了经络研究的艰难历程。我国的经络现代研究历史大致可以分为三个阶段：

（1）第一阶段：从1956年起，至20世纪70年代为止，主要研究方向为经络的形态学。

（2）第二阶段：20世纪70年代初，由于针刺麻醉的兴起，经络研究掀起又一轮的热潮。以1972年解放军309医院对循经感传现象进行调查起，到经络研究被列入国家攀登计划为止。其主要研究了循经感传、经脉循行路线的检测及物质基础、经穴—脏腑的联系途径三个方面。

（3）第三阶段：1985 年至今。最主要的研究方向包括循经感传、经络实质以及络脉学说。

2. 现代研究的方向及进展

（1）循经感传

什么是循经感传？

当患者或正常人接受针灸治疗时，常会出现一系列异常的感觉：表现为酸、麻、胀、蚁走感或流水感，这些感觉会沿着一定的路径扩散，将这些线路描绘下来，发现与古代文献，如《黄帝内经》记载的经络路线基本是一致的，这种现象叫作经络感传现象，或称**循经感传现象**。

自 20 世纪 70 年代起，原卫生部就对全国 30 个不同单位的近 20 万人进行了普查测试。结果表明，**循经感传现象是普遍存在的，且与地区、民族、性别无关，与年龄、体质、遗传等有关**。

循经感传现象有几个有意思的特点：

双向传导：即产生的感觉可以同时向离心端和向心端传导；传导速度较慢，一般经络敏感人的感觉是 10 厘米 /s 左右；感传具有趋向病位的现象，就如古人所说的“气至病所”等。

可阻滞性：在感传线上施加压力、注射生理盐水、降温，可以阻断传导，去掉阻断因素后，感传可以恢复；某些截肢病人会在截肢部位出现幻循经感传等。

循经传感的研究：

隐性感传：指在电刺激中如不附加叩击，受试者不能觉察到感传线存在的现象。调查显示，隐性循经感传现象普遍存在，在人群中可以占到 98%，其轨迹与经络循行线路基本一致。

显性经络现象：指在针刺穴位时，沿经络循行线出现可见的变化，如红疹、发汗等。这些现象是在排除主观因素的前提下见到的，是经络客观存在的证明。

循经感传与脏腑官窍：实验发现，如刺激肺经穴位，感觉传到肺时，患者每分钟肺通气量明显增加；刺激心包经穴位，感觉传到心经时，患者由原来的心区闷重不舒即刻变为轻松舒畅；刺激足阳经穴位，感觉传到头面官窍时，也会产生相应的反应。这为经络内属脏腑，外通官窍提供了实验依据。

循经感传相关的生物物理学研究：如20世纪50年代日本学者发现的皮肤低电阻点连线大多与中医经络一致；经络的声特性、电特性等。

（2）经络实质

有关经络实质的研究文献浩如烟海，现代研究进展颇多，有很多的理论和假说。

经络特性以及其与已知结构的相关研究：

电学特性：皮肤上的低电阻连线与古代经络图上的经络基本一致。这些低电阻点称为"良导点"。良导点的连线称为"良导络"。

光学特性：人体的体表在不断发射超微的可见光，经络上的点的发光强度比非经络上的点高1.5倍。

热学特性：任何温度大于绝对零度的物体都有向周围放射红外线的可能。通过接收红外辐射可以测量皮肤温度。据此得出"人体经络腧穴的温度要比附近经穴温度普遍高出0.5～1.0℃"的结论。

声学特性：人体体表的经脉循行线具有声信号循经性的特点。研究证明，声信号在人体内的传播途径、频率、速度有一定的特异性，其途径与古籍记载的体表经络循行线十分一致。

放射性示踪剂的循经移动特性：通过对穴位注射放射性示踪剂进行研究发现，放射性示踪剂沿经迁移的速度和类型表明其轨迹既不是血管，也不是淋巴，而是与经络相符。

经络与神经系统：经络与神经系统之间存在密切关系。解剖学发现，十二经脉与外周神经有十分密切的内在联系。在四肢部，特别是上肢和小腿部位的经络线，几乎是严格沿着神经的主干及主要分支走行的。但仍有大量证据表明神经并不等同于经络。

经络与血液、淋巴系统：经络与血液循环系统属于不同的结构体系，但经脉与血管、淋巴管关系密切。其中，心、脾、肺、胃、膀胱经与分布在该处的淋巴管近乎完全一致。

经络实质的假说：

神经中枢扩散说：循经感传的特点中有一点是截肢者出现了幻肢觉。对此有一种解释是，中枢神经系统与躯体可能存在镜像关系。经络在体表的感传并非是体表存在这样的通道，而是发生在中枢神经系统里的定向传递过程。经络上的穴位，在大脑皮层各有其相应的点，刺激穴位引起皮层相应点的兴奋后，可按其特有的联系，扩散到同一经上的其他穴位相应点，形成循经传导的感觉。

自主神经论：认为皮肤中存在的丰富自主神经网是针灸信号传递的主体，经络线的实质是体表上富含神经末梢的组织带，穴区则有着更多的神经末梢。穴位受到刺激，交感神经参与兴奋传导，使肥大细胞释放生物活性物质，刺激传入神经末梢产生各种感觉，即循经感传。

体液论：有人认为，经络的结构是“超解剖”的功能性结构，就像空间、时间、生物钟那样的无形结构一样，在生物体内就是化学或者物理的东西，比如递质、离子等。从递质的角度研究发现，人的经络线上有P物质、神经肽Y、血管活性肽三种物质，形态呈串珠状；从离子的角度研究发现，人体的穴位处存在Ca^{2+}富集，针刺经穴后，Ca^{2+}有沿经线重新分布的趋势，说明Ca^{2+}是经络活动的关键化学因素之一。体液循环中的物质在什么地方流动呢？有人认为是在组织的间隙中，也有人认为与血管、淋巴管有密切关系。

生物电传导系统说：研究发现，人体本身就是一个放电体和导电体。并且放电和导电在方向、强度上有规律。从组织器官发出的电流，沿着特殊导电通路传导，内连脏腑，外络肢节官窍。其干线构成了十二经脉及奇经八脉，分支构成了经别、别络等。

筋膜论：近年来筋膜论成为经络实质研究的一个热点。在对人体筋膜结构进行分割、标记、三维重建后，构建出了与古代记载相似的串珠样立体经络结构。对国标361个穴位进针部位研究发现，人体穴位的针刺部位均位于筋膜的不同层次，且筋膜的基本功能与经络功能相似，可以看作是经络功能的现代生物学语言概括。

目前假说众多，在人们持之以恒的研究下，相信不久的将来，经络的神秘面纱定然会被摘下。

（3）络脉学说

对络脉和络病的研究是目前的一个热点。**广义络脉包括十五络脉、浮络、孙络等，狭义指十五络脉分出而网络全身的分支。**络脉具有渗灌血气、通达周身的作用。

络病是指病邪深入脏腑之中而发生的病变，分为络脉自病和久病入络两大类。前者指病初起即在络脉，后者指由经、脏等病波及络脉而发生的病证。络病一旦形成，多缠绵难愈，可见于多种病证。

现代研究认为——

络脉包括微动脉、毛细血管、后微静脉、毛细淋巴管等微小血管及其功能调节结构。导致络病的原因主要有以下三个方面：

✧ 络脉生理上是联系表里、运行气血的通路，病理状态下就成为邪气由表入里、循经入络的途径。

✧ 络脉细小、分布广泛且血气运行缓慢决定其易瘀滞而生百病。

✧ 相对于“经主气”而言，“络主血”“初为气结在经，久则血伤入络”是中医疾病传变的一种规律。

络病与血管内皮损伤有关。血管内皮释放的活性物质对调节机体平衡有重要作用。络脉病变部位内皮功能低下，血管活性物质释放失衡，机体内环境失去稳态，最终导致疾病的发生与发展。

久病入络，揭示了多种病证发展的总趋势之一，到一定阶段，都会有虚、瘀、毒交织阻滞于络脉，如肝硬化、肝腹水等；

络脉空虚，可见于白血病、再生障碍性贫血；

痰瘀阻络，可见于慢性支气管炎、肺气肿；

瘀血结于络中，可见于冠心病、脉管炎；

络中污秽之血，可见于高脂血症、痛风、糖尿病等。

第三节 “决死生，处百病”的经络体系

经络系统并非单由人们所熟知的十二经脉组成，就像由公路、铁路、航空线路等组成交通网络一样，经络系统也有着各级结构。

大体而言，**经络系统由经脉和络脉组成**。再进行细分的话，

经脉包括十二经脉、奇经八脉，以及附属于十二正经的十二经别、十二经筋、十二皮部；络脉则包括十五络脉、孙络、浮络等。所有的这些结构连接、贯通，就形成了一个完整的经络系统，缺一不可。

1. 十二经脉——经络系统的大河

在经络系统中，主干道是十二经脉，为手足三阴三阳经。

手太阴肺经	手少阴心经	手厥阴心包经
手阳明大肠经	手太阳小肠经	手少阳三焦经
足太阴脾经	足少阴肾经	足厥阴肝经
足阳明胃经	足太阳膀胱经	足少阳胆经

这是经络系统的主体，故又称之为“正经”。

十二正经的名字大有讲究。

首先名字中的第一个字“手、足”是依据我们人体的横隔（也就是膈肌）为界进行划分的。横隔以上，如心、肺、心包等属手；横隔以下，如肝、脾、肾等属足。但手足分类中，大肠、小肠在横隔以下，却属手；三焦经遍布全身，归属手，显得不符合这一规律。事实上，这说明了由《黄帝内经》时代沿用至今的经络系统虽然较为完善，但其中仍有一些矛盾等待人们的理清。

接着便是阴阳属性的划分。这种经脉上三阴三阳（太阴、少阴、厥阴和阳明、太阳、少阳）的划分，是《黄帝内经》独有的，沿用至今。太阴为阴气最盛，少阴次之。厥者，绝也，所以厥阴为阴之将尽，为阴气最少。相对的，两阳合明谓之阳明，所以阳明阳气最盛，太阳次之，少阳阳气始生，故最少。这种对于三阴三阳的解释是目前普遍采用的，但学界争论颇多，这里便不加赘述了。

手足、阴阳之后，便是脏腑的名称了。值得一提的是，这里的脏腑与现代解剖的脏腑有一定的相关性，但又有很大不同。比如肾为水脏，与人体水液代谢密切相关，中医称之为先天之本，与生殖活动、生长发育密切相关，若将其局限为西医解剖中的肾，产生尿液，便狭隘了一些；再有，三焦、心包，在中医中是作为脏腑的存在，但在西医中三焦无确切实物，心包也只是一层心包膜而已。由此观之，虽然脏腑观念在中西医存在很大的关联性，但是绝对不可等同。

十二经的循行有在体表循行的部分，也有在体内循行的部分。在体表，与其阴阳属性密切相关。概括来说，**躯干部、背部为阳**（如膀胱经），**腹部为阴**（如肾经、脾经）；**四肢部内侧为阴，外侧为阳**（如上肢，手掌侧为阴，太阴、少阴、厥阴在此依次排列；手背侧为阳，阳明、太阳、少阳在此依次排列）；**头面部为阳，只有阳经分布**（唯一一条阴经，足厥阴肝经分支可上达巅顶）。在体内，十二经脉与脏腑有明确的属络关系。**阴经属脏络腑**，比如手太阴肺经，属肺络大肠；**阳经属腑络脏**，比如手阳明大肠经，属大肠络肺。

十二经的循环流注日渐受到人们的重视。其与人们的睡眠、饮食、养生密切相关。下面分别对十二经脉简要进行论述。

（1）手太阴肺经

注释：桡侧、尺侧：桡侧和尺侧在医学上是个方位词。以手掌为例，靠小指一侧称为尺侧，靠拇指一侧称为桡侧。下肢与此例相同。

循行：

内行线：从胃部（中焦）开始，向下与大肠联络，再从大肠返回，沿着胃的上口，向上通过横隔，入属肺脏。再经肺脏从喉咙部横出，走到腋窝下面。

外行线：从腋下沿着前臂的内侧，行于手少阴心经与手厥阴心包经前面（天府、侠白），向下到肘窝（尺泽），沿着前臂的内侧，到手腕后的桡骨茎突内侧边（列缺），从寸口（桡动脉）经大鱼际，直至大拇指桡侧的末端。

概要介绍：

肺为五脏之一，与大肠相表里。肺，中医认为其“主治节”，相当于一个国家的总理。它的主要功能是司呼吸，主人一身之气，通调水道以及朝百脉。肺主呼吸之气，一呼一吸，呼出浊气，吸入清气，调节了气的升降出入，保障了人体正常的生理功能；肺通调水道，在水液代谢中发挥着中转站的作用，肺气的宣发使营养物质布达周身，肺气肃降，使浊液下输于肾，生成尿液；手太阴肺经为十二经循环之始，且全身血液通过百脉会于肺，通过肺的呼浊吸清获得养分，故说肺朝百脉。

在中医脏腑理论中，肺合皮毛，所以皮肤的美容可以考虑从调养肺经出发；肺与七情中的悲相应，所以人在悲伤时，往往会有肺气的耗损。比如，极度悲伤哭泣时，可能会出现气上不来的情况。

十二经所主病证中均有“经络所过，主治所及”的情况存在，比如肺经病证中的“臑臂内前廉痛厥，掌中热”即：前臂内侧前（肺经所过处）酸痛或厥冷、掌心发热。这种规律在十二经中适用，后面便不加赘述了。

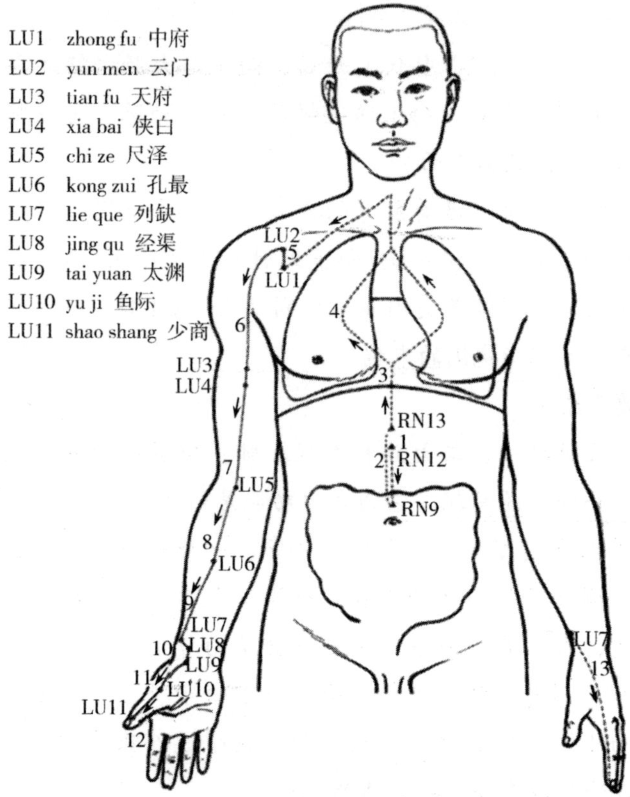

The Arm Tai Yin Lung Meridian
手太阴肺经

（2）手阳明大肠经

循行：

外行线：从食指末端桡侧开始，沿食指行至合谷两骨之间，向上进入两筋之间（阳溪穴），沿前臂桡侧前缘，进入肘外侧（曲池），再沿上臂外侧前行，经过肱骨桡侧、肱三头肌前缘，上肩，在肩部与手太阳经交会于秉风穴，向上至第七颈椎棘突下与督脉交会于大椎穴，再由缺盆进入胸腔。

它的分支，从锁骨窝（缺盆处）经胸锁乳突肌后部，上颈至面颊，进入下齿龈中，再回头绕着嘴唇经过唇旁地仓穴至人中穴，左边的经脉行到右边，右边的经脉行到左边，分别夹着鼻子上行。

内行线：从缺盆进入胸腔后，向下和表里经肺脏联络，向下通过横隔，绕属于大肠。

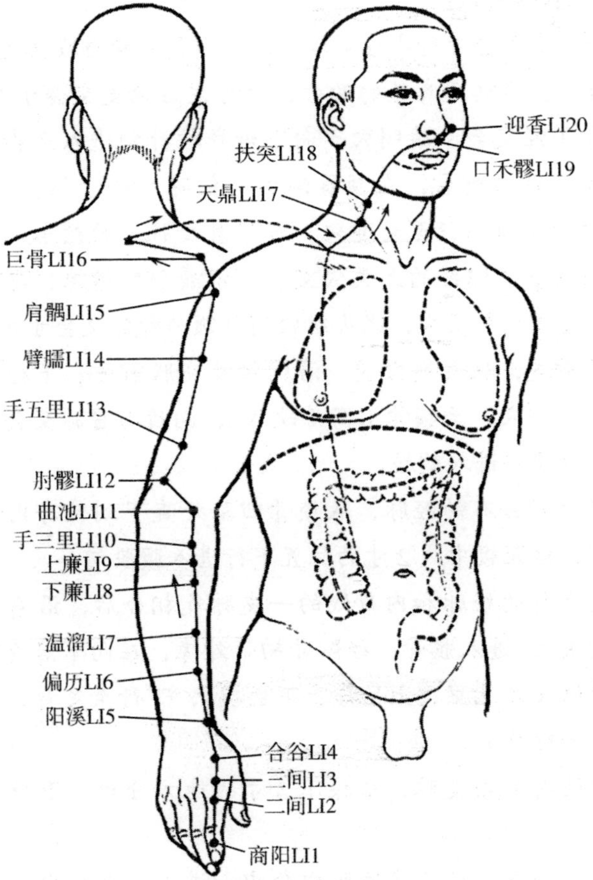

The Arm Yang Ming Large Intestine Meridian
手阳明大肠经

概要介绍：

大肠，六腑之一，与肺相表里。在《黄帝内经》中被称为“传道之官”“传道”意为传导输送，即大肠主传化糟粕。大肠接受小肠泌别清浊后的残渣，吸收其中剩余的水液，形成粪便。因其具有对食物残渣中的水液再吸收的作用，因此有“大肠主津”之说。

（3）足阳明胃经

循行：本经脉外行线分6段描述，内行线分2段描述。

外行线：开始于鼻子的两旁，上行左右两支交会于鼻子根部，再与足太阳经交会于睛明穴，向下沿鼻柱外侧进入上齿中，回转绕着口角，环绕嘴唇，在颏唇沟处与任脉交会于承浆穴，退回，沿下颌骨后下缘下行至大迎穴，再沿着咬肌上的颊车穴向上经过下关穴与足少阳胆经的上关穴交会，沿着鬓发边缘，与足少阳胆经交会于悬厘、颔厌穴，经头维穴到前额与督脉交会于神庭穴。

它的分支，从大迎穴前，沿胸锁乳突肌前方，下行至颈动脉搏动处的人迎穴，至锁骨上窝（缺盆），向后与督脉交会于大椎穴后，回到缺盆，进入胸腔。

本经直行分布的经脉，从锁骨凹陷处直下到乳房内侧边缘再下至腹部，沿距腹中线2寸的位置下行进入腹股沟。

这支直行的经脉和内行线的一支脉气相合后，沿着髂前上棘直下（髀关），进入髌骨，经髌骨韧带外缘，在向下沿着胫骨外侧的胫骨前肌（足三里、上巨虚、下巨虚），下行至足背，入足第二指外侧段（厉兑）。

其中还有一条支脉，从膝下3寸的地方分出，下行至足中趾外侧端。

再一条分支，从足背冲阳穴分出，进入足大趾内侧端，与足太阴脾经交于隐白穴。

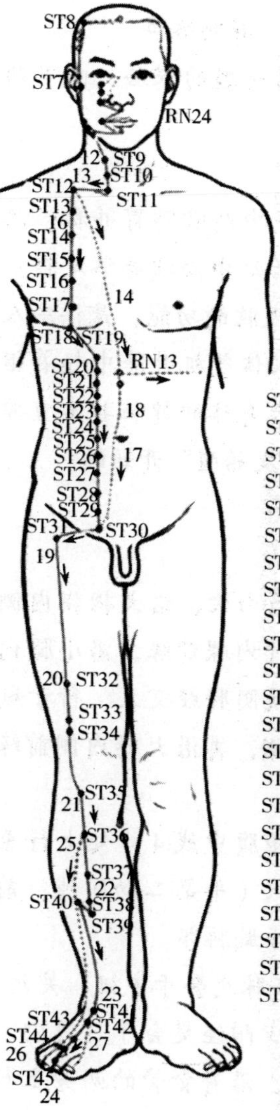

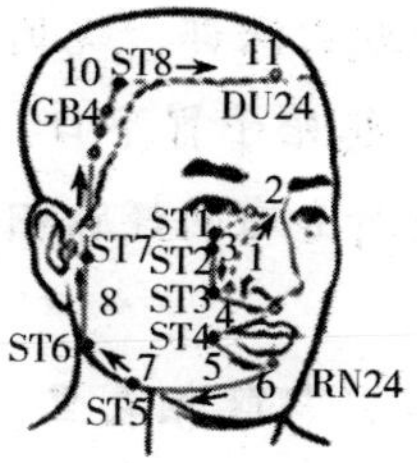

ST1	cheng qi	承泣	ST24	hua rou men	滑肉门
ST2	si bai	四白	ST25	tian shu	天枢
ST3	ju liao	巨髎	ST26	wai ling	外陵
ST4	di cang	地仓	ST27	da ju	大巨
ST5	da ying	大迎	ST28	shui dao	水道
ST6	jia che	颊车	ST29	gui lai	归来
ST7	xia guan	下关	ST30	qi chong	气冲
ST8	tou wei	头维	ST31	bi guan	髀关
ST9	ren ying	人迎	ST32	fu tu	伏兔
ST10	shui tu	水突	ST33	yin shi	阴市
ST11	qi she	气舍	ST34	liang qiu	梁丘
ST12	que pen	缺盆	ST35	du bi	犊鼻
ST13	qi hu	气户	ST36	zu san li	足三里
ST14	ku fang	库房	ST37	shang ju xu	上巨虚
ST15	wu yi	屋翳	ST38	tiao kou	条口
ST16	ying chuang	膺窗	ST39	xia ju xu	下巨虚
ST17	ru zhong	乳中	ST40	feng long	丰隆
ST18	ru gen	乳根	ST41	jie xi	解溪
ST19	bu rong	不容	ST42	chong yang	冲阳
ST20	cheng man	承满	ST43	xian gu	陷谷
ST21	liang men	梁门	ST44	nei ting	内庭
ST22	guan men	关门	ST45	li dui	厉兑
ST23	tai yi	太乙			

The Leg Yang Ming Stomach Meridian
足阳明胃经

内行线：经脉从缺盆进入胸腔后，通过横隔，在腹部与任脉交会于上脘穴、中脘穴深部，绕属于胃，并联络脾。

另一条支脉，起始于胃下口，沿着腹腔的深层，向下到腹股沟的气街穴，同直行分布的经脉相会合。

概要介绍：

胃为六腑之一，与脾相表里。中医中经常脾胃并称，二者之间有着密切的关系，在人体正常生理活动中扮演着举足轻重的地位。脾胃为“后天之本”，具有消化与吸收的功能，是供给人体能量的关键。此外，脾胃同居中焦，在人体气机升降中起着枢纽的作用。足阳明胃经多气多血，对维持人身体的健壮非常重要，女性的衰老便是由“阳明脉衰，面始焦、发始堕”开始的。

（4）足太阴脾经

循行：

外行线：起始于足大趾内侧端的隐白穴，沿大拇指内侧的赤白肉际处，经过核骨的后面，上行经过内踝前缘，沿小腿内侧正中线上行，在内踝尖上 8 寸处，与足厥阴肝经交叉，行于厥阴经之前，沿胫骨内侧后缘行至膝关节内侧，再沿大腿内侧前缘，向上经腹股沟进入腹腔。

之后，其外行支，沿腹股沟，从距腹中线 4 寸处上行至腹哀穴，后沿距腹中线 6 寸处上行至周荣穴（平第二肋间隙，前正中线旁开 6 寸），后行至腋下 6 寸，散布于胸胁部。

内行线：从腹股沟深入腹腔，与任脉交会于中极、关元等穴，绕属于脾，并与胃联络，再向上与足少阳经交会于日月穴，与足厥阴经交会于期门穴，向上通过膈肌，沿着食管的两旁上行，经过手太阴肺经的中府穴（平第一肋间隙，前正中线旁开 6 寸），上行连接舌的根部，散布于舌下。

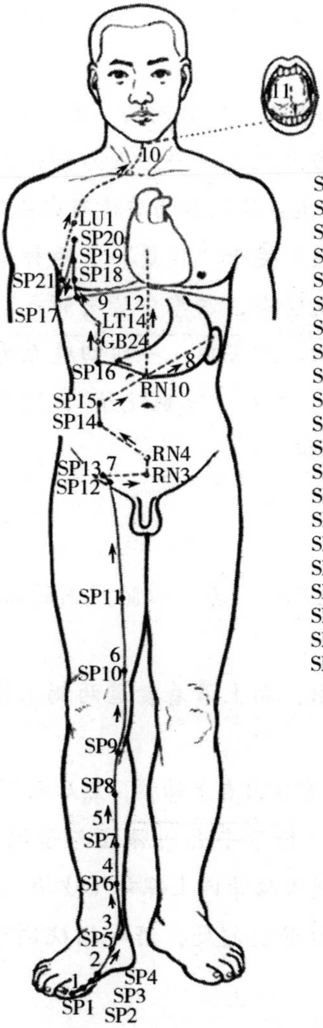

SP1　yin bai　隐白
SP2　da du　大都
SP3　tai bai　太白
SP4　gong sun　公孙
SP5　shang qiu　商丘
SP6　san yin jiao　三阴交
SP7　lou gu　漏谷
SP8　di ji　地机
SP9　yin ling quan　阴陵泉
SP10　xue hai　血海
SP11　ji men　箕门
SP12　chong men　冲门
SP13　fu she　府舍
SP14　fu jie　腹结
SP15　da heng　大横
SP16　fu ai　腹哀
SP17　shi dou　食窦
SP18　tian xi　天溪
SP19　xiong xiang　胸乡
SP20　zhou rong　周荣
SP21　da bao　大包

The Leg Tai Yin Spleen Meridian
足太阴脾经

它的分支，又从胃部分出，向上通过膈肌，将脉气输注于心，并与手少阴心经相交。

概要介绍：

脾为五脏之一，与胃相表里。脾胃同为“仓廪之官”，意为脾胃在水谷精微的生成与输布中至关重要。胃为腑，主饮食物的吸收与转化，之后由脾将胃中生成的精微物质输布出去。

脾在季节中与长夏对应。关于“长夏”有两种说法，一种是夏秋之间，一种是脾不独主时令，四季中皆有脾气。脾属土，因其与土长养万物的特点类似。脾合肉，一般四肢无力时多考虑脾是否出了问题；脾与“思”相应，“思则气结”，过度的思虑会导致脾胃不和、食欲不振的情况。

（5）手少阴心经

循行：

内行线：起于心中，出属于心系（心脏周围的组织），向下通过膈肌，联络小肠。

它的分支，从心系分出，向上沿着食道两侧上行，联系于目系（眼球连于脑的脉络）。

另一支直行支脉，从心系分出直上肺脏，然后向下斜出于腋窝。

外行线：从腋窝走出，行于手太阴肺经与手厥阴心包经后，沿上肢内侧后边（青灵）到达肱骨内上髁前（少海），沿前臂内侧后边，行至手腕后部的豌豆骨突起处，沿小指桡侧行至于小指甲内侧末端（少冲）。

概要介绍：

心为五脏之一，与小肠相表里。心为“君主之官，”对人的生命活动具有主宰的作用。心具有主血脉以及藏神两方面的作用。

心主血脉，是指心具有推动血行以及化生血液中营气与津液的作用，“奉心化赤而为血”。心藏神，指的是人的精神活动以及全身的生命活动都由心主宰。中医理论中，五脏各有所主的情志，五志中，心与喜相应，大喜、暴喜容易损伤心气，心功能的失常也可见喜笑不休。但心为君主，自然对所有的精神活动有总领作用。《黄帝内经》中提到“所以任物者谓之心”，意思是，我们对外界一切信息的获取，最初都起源于心的选择与接收。

心在体合脉、其华在面，脉搏的强弱、脸色的好坏都与心气的强弱密切相关。

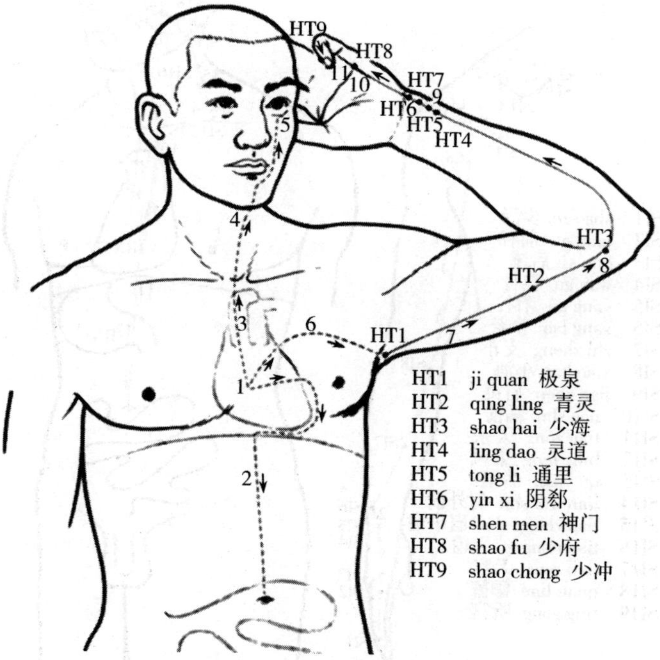

The Arm Shao Yin Heart Meridian
手少阴心经

（6）手太阳小肠经

循行：

外行线：起始于手小指甲外侧末端（少泽），沿手背、上肢外侧后缘（尺骨边缘），到肘尖尺骨鹰嘴和肱骨内上髁之间（小海），沿上臂外侧后边上行，到肩关节后（肩贞）绕肩胛部（臑俞、天宗、秉风、曲垣、肩外俞、肩中俞），再与督脉交会于大椎，向前进入缺盆中。

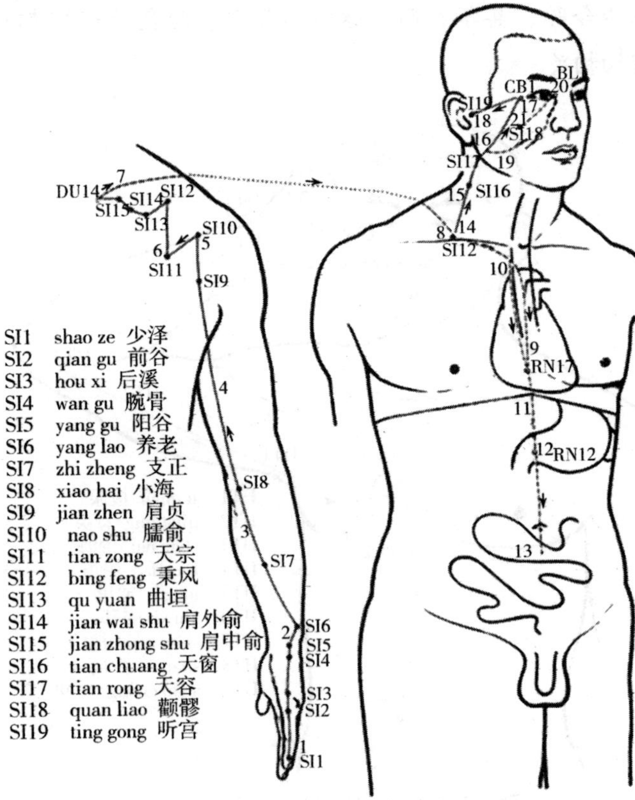

The Arm Tai Yang Small Intestine Meridian
手太阳小肠经

它的分支，从缺盆上颈，由胸锁乳突肌后缘穿行至前缘，由下颌角上面部，与足少阳胆经在目外眦处交会于瞳子髎穴，反折，经耳和髎穴进入耳中。

另一条支脉，从面颊部分出，沿眼眶下缘到达鼻根部的目内眦，与足太阳膀胱经交会于睛明穴。

内行线：外行线与大椎穴交会后，进入缺盆，深入胸腔，联络心脏；沿着食道，穿过膈肌，到达胃部，与任脉交会于上脘、中脘等穴的深部，属于小肠。

概要介绍：

小肠为六腑之一，与心互为表里。小肠被称为“受盛之官”，主分化食物，泌别清浊。小肠接收胃所传食靡，并将其分为水谷精微和食物残渣两部分。在吸收水谷精微的同时，小肠也会吸收大量的水液，故有小肠主液之说。

（7）足太阳膀胱经

循行：

外行线分 5 段描述，内行线 1 段。

外行线：起始于目内眦（睛明），与督脉在额部交会于神庭穴，并与足少阳胆经交会于头临泣穴。本经沿头部正中线 1.5 寸处循行，上至头顶，与督脉交会于百会穴。

它的分支从头顶部分出，走向耳上角部，与足少阳胆经交会于曲鬓、率骨等耳部穴位。

直行的支脉，从头顶深入于里，通于脑，反折，沿距头部正中线 1.3 寸处向后下循行到项部，与督脉交会于大椎，沿肩胛内侧，距后正中线 1.5 寸处下行，到达腰部，从脊柱两旁肌肉入内。

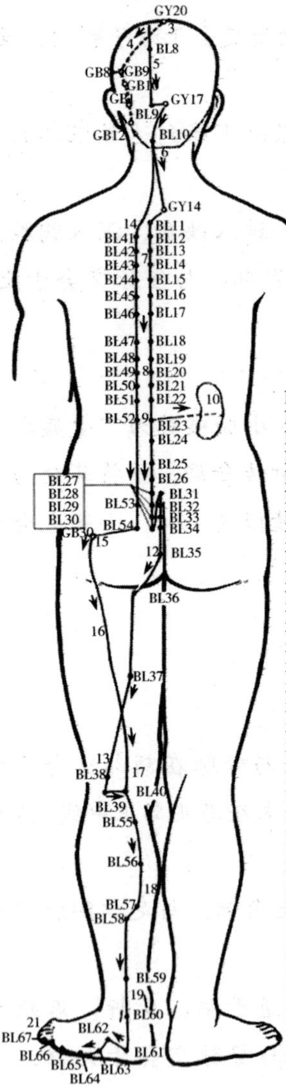

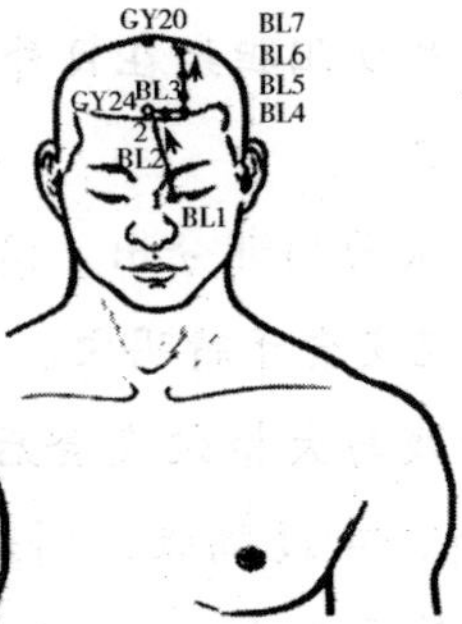

BL1 jing ming 睛明
BL2 cuan zhu 攒竹
BL3 mei chong 眉冲
BL4 qu cha 曲差
BL5 wu chu 五处
BL6 cheng guang 承光
BL7 tong tian 通天
BL8 luo que 络却
BL9 yu zhen 玉枕
BL10 tian zhu 天柱
BL11 da zhu 大杼
BL12 feng men 风门
BL13 fei shu 肺俞
BL14 jue yin shu 厥阴俞
BL15 xin shu 心俞
BL16 du shu 督俞
BL17 ge shu 膈俞
BL18 gan shu 肝俞
BL19 dan shu 胆俞
BL20 pi shu 脾俞
BL21 wei shu 胃俞
BL22 san jiao shu 三焦俞
BL23 shen shu 肾俞
BL24 qi hai shu 气海俞
BL25 da chang shu 大肠俞
BL26 guan yuan shu 关元俞
BL27 xiao chang shu 小肠俞
BL28 pang guang shu 膀胱俞
BL29 zhong lü shu 中膂俞
BL30 bai huan shu 白环俞
BL31 shang liao 上髎
BL32 ci liao 次髎
BL33 zhong liao 中髎
BL34 xia liao 下髎
BL35 hui yang 会阳
BL36 cheng fu 承扶
BL37 yin men 殷门
BL38 fu xi 浮郄
BL39 wei yang 委阳
BL40 wei zhong 委中
BL41 fu fen 附分
BL42 po hu 魄户
BL43 gao huang 膏肓
BL44 shen tang 神堂
BL45 yi xi 譩譆
BL46 ge guan 膈关
BL47 hun men 魂门
BL48 yang gang 阳纲
BL49 yi she 意舍
BL50 wei cang 胃仓
BL51 huang men 肓门
BL52 zhi shi 志室
BL53 bao huang 胞肓
BL54 zhi bian 秩边
BL55 he yang 合阳
BL56 cheng jin 承筋
BL57 cheng shan 承山
BL58 fei yang 飞扬
BL59 fu yang 跗阳
BL60 kun lun 昆仑
BL61 pu can 仆参
BL62 shen mai 申脉
BL63 jin men 金门
BL64 jing gu 京骨
BL65 shu gu 束骨
BL66 zu tong gu 足通谷
BL67 zhi yin 至阴

The Leg Tai Yang Bladder Meridian

足太阳膀胱经

它的一条支脉，从腰部下行，沿脊柱旁经过臀部，再进入腘窝外侧（委阳）。

它的另一条经脉，从肩胛骨内侧缘，即距后正中线3寸处下行，沿着脊柱，经过股骨大转子，交会于足少阳胆经的环跳穴，沿大腿后内侧进入腘窝（委中），同另一条经脉会合。

再由此下行，穿过腓肠肌，行于外踝后，沿足背外侧到达足小趾外侧末端（至阴）。

内行线：外行线在腰部深入于里，联络与肾，属于膀胱。

概要介绍：

膀胱为六腑之一，与肾相表里。膀胱被称之为“州都之官”，意为水液会聚之地。膀胱主要生理功能是贮尿和排尿。足太阳膀胱经由于循行与人体的背部，而背部属阳，故膀胱经犹如人体的防御外邪的“藩篱”。

（8）足少阴肾经

循行：

外行线：起于足小脚趾下，斜行于足心（涌泉），出行于足舟骨粗隆下，上行至内踝后与跟腱之间，分支沿跟腱前缘下行进入足跟部。再向上沿小腿内侧后缘，与足太阴脾经交会于三阴交穴，沿跟腱前上行至腘窝内侧，再上行于大腿内侧的后方，通过肌肉，至尾骨端，与督脉的长强穴交会。

行于体表的支脉，经耻骨联合旁、距腹中线0.5寸处上行至肚脐上6寸（幽门），再斜行至距正中线2寸处、第五肋间隙（步廊），上行至锁骨下缘（俞府）。

内行线：外行线在尾骨端穿过脊柱，联属于肾，联络膀胱。与任脉交会于关元、中极等穴。

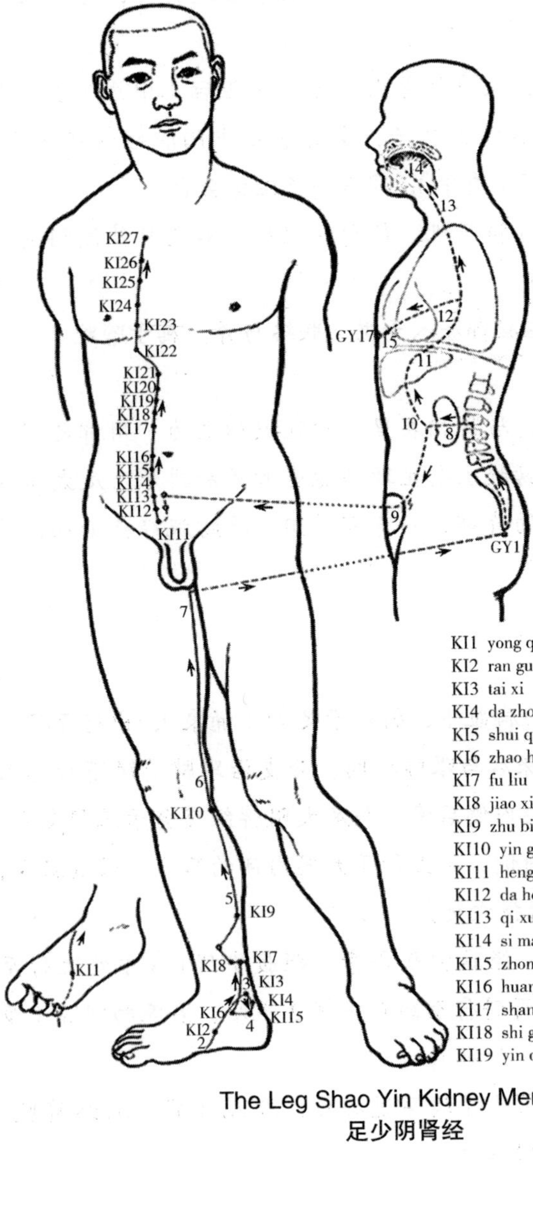

KI1 yong quan 涌泉	KI20 fu tong gu 腹通谷
KI2 ran gu 然谷	KI21 you men 幽门
KI3 tai xi 太溪	KI22 bu lang 步廊
KI4 da zhong 大钟	KI23 shen feng 神封
KI5 shui quan 水泉	KI24 ling xu 灵墟
KI6 zhao hai 照海	KI25 shen cang 神藏
KI7 fu liu 复溜	KI26 yu zhong 彧中
KI8 jiao xin 交信	KI27 shu fu 俞府
KI9 zhu bin 筑宾	
KI10 yin gu 阴谷	
KI11 heng gu 横骨	
KI12 da he 大赫	
KI13 qi xue 气穴	
KI14 si man 四满	
KI15 zhong zhu 中注	
KI16 huang shu 肓俞	
KI17 shang qu 商曲	
KI18 shi guan 石关	
KI19 yin du 阴都	

The Leg Shao Yin Kidney Meridian
足少阴肾经

概要介绍：

肾为五脏之一，与膀胱相表里。肾被称为“作强之官”，人体的作用强弱、掌握技能的精巧程度都与肾有关。肾被称为“先天之本”，具有藏精、主水、纳气三方面的作用。肾藏的精，一方面来源于父母的生殖之精，一方面来自脾胃生成的后天之精。肾藏精，精生髓，髓充脑，肾中精气的充足与否和人骨的强壮、脑的智慧密切相关。肾主水，是指尿的生成与肾的蒸腾气化密切相关。肾主纳气，是指肾功能的正常可以保证呼吸的深度，使呼吸均匀和调。

肾与五志当中恐相应，惊恐过度，气机逆乱，会导致阳痿、失禁等严重症状。

（9）手厥阴心包经

循行：

内行线：起始于胸中，出属于心包络，向下通过膈肌，依次与上、中、下三焦联络。

它的分支，沿着胸部浅出于胁肋，至腋下3寸处（天池），又向上到腋窝下面。出腋窝后属外行线。

外行线：从腋窝走出，沿上肢内侧中线，循行于手太阴肺经与手少阴心经两经之间，进入肘部（曲泽），下行于前臂桡侧腕屈肌腱与掌长肌腱之间（郄门、间使、内关），进入手掌中（劳宫），沿中指桡侧，出中指桡侧端（中冲）。

它的另一分支，从掌中别处、出，沿着无名指尺侧至手指末端，交于手少阳三焦经的关冲穴。

概要介绍：

心包在五脏六腑理论中为与三焦配属的一脏。心包者，为“臣使之官”。在脏腑系统中，心为君主之官，但封建社会里，君主是至高无上的，那在脏腑系统中心也不能那么容易就受到病邪侵袭，不然哪有君主的威严呢？但是，有时又会感受外邪，出现与心密切相关的病证。两者权衡之下，就有了心包这个代心受邪的概念产生了。

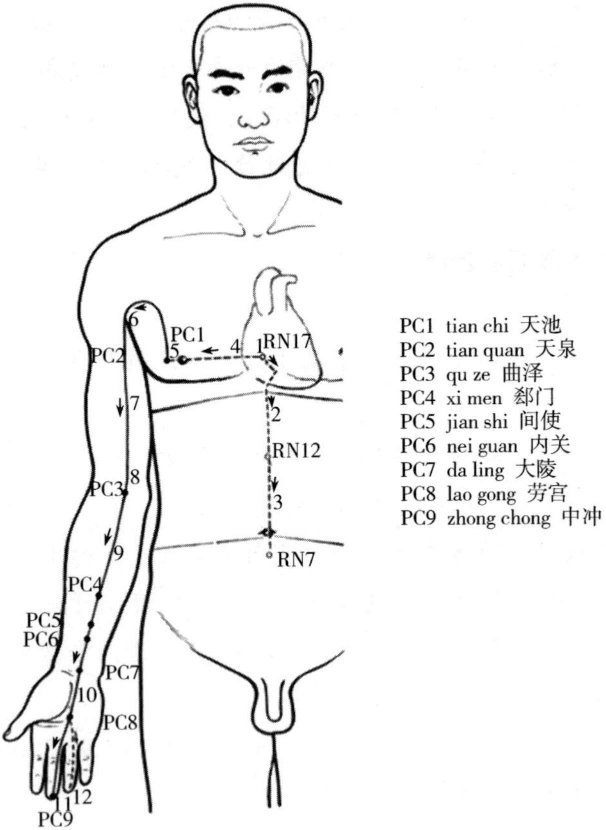

The Arm Jue Yin Pericardium Meridian
手厥阴心包经

（10）手少阳三焦经

循行：

外行线：起始于无名指尺侧端（关冲），向上沿无名指尺侧至手腕背面，上行尺骨、桡骨之间，过肘尖，沿上臂外侧中线上至肩部，与手太阳经交会于秉风穴，与督脉交会于大椎穴，由足少阴胆经之后与其交会于肩井穴，向前进入缺盆，属内行线。

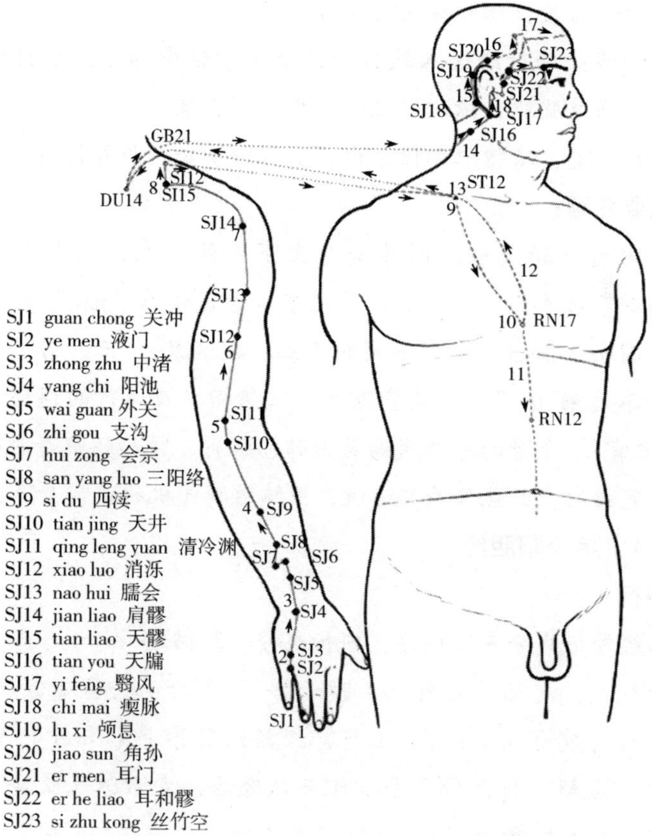

The Arm Shao Yang Triple Burner Meridian
手少阳三焦经

它的分支，从缺盆上颈，经胸锁乳突肌后缘，到下颌角后方，经过耳垂，沿耳背向上至耳上部，与足少阳胆经交会于悬厘穴、颔厌穴，再弯曲下行，至眼眶下，与少太阳小肠经交会于颧髎穴。

它的另一分支，从耳朵后进入耳中，出于耳前，与手太阳小肠经交会于听宫穴，经过上关穴前面，在面颊部与前一分支相交，到目外眦，与足少阳胆经交会于瞳子髎穴。

内行线：外行线进入缺盆后，分布于膻中部位，散行联络心包，向下通过膈肌，依次统属上、中、下三焦。

它的分支，从膻中部位分出，上行出缺盆，与外行线相连。

概要介绍：

三焦为六腑之一，因其全身上下无处不在，巨大无比，故有“孤脏”之称。“焦”字是简化字，古代读作“jiao”的有不同的字，因而三焦也有很多不同的内涵。在这里，“三”为“多”的意思，不是确指；“焦”指空隙处。三焦指水液通行的通道，称为“决渎之官”。全身的水液代谢是由肺、脾胃、肾和膀胱等脏腑的协同作用完成的，三焦作为其通道，保障脏腑气机的正常升降出入。

(11) 足少阳胆经

循行：

本经外行线分5段描述，内行线分一段描述

外行线：起始于目外眦（瞳子髎），上行至头角（颔厌），下行到耳后（完骨），再折向上行，经额到眉骨上（阳白），后折至风池穴，沿颈下行，行于手少阳三焦经后，左右脉气交会于大椎穴，前行进入缺盆。

它的分支，从耳后进入耳中，浅出于耳前，到达目外眦的后方。

它的另一分支，从目外眦分出，下行至大迎穴，与少阳三焦经分布于面颊部的支脉相会和，再上行至眼眶下面，后下行经过下颌角（颊车穴）、颈部。在此分成内外行两条支脉。

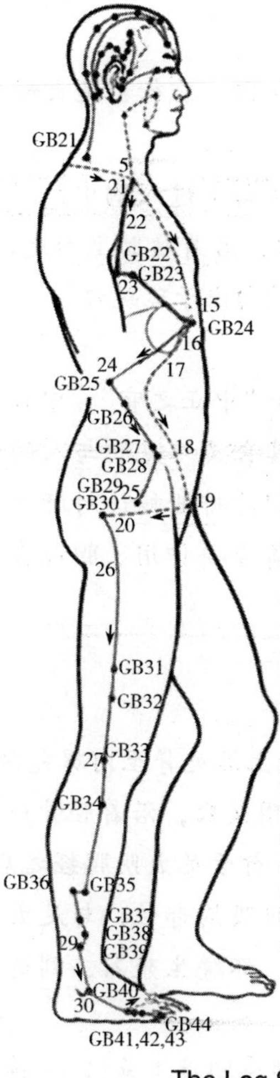

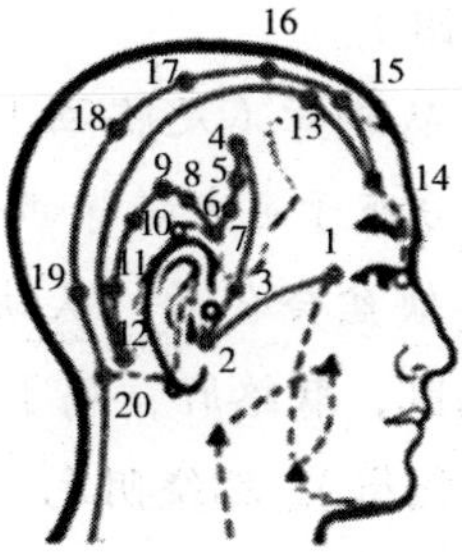

GB1 tong zi liao 瞳子髎
GB2 ting hui 听会
GB3 shang guan 上关
GB4 han yan 颔厌
GB5 xuan lu 悬颅
GB6 xuan li 悬厘
GB7 qu bin 曲鬓
GB8 shuai gu 率谷
GB9 tian chong 天冲
GB10 fu bai 浮白
GB11 tou qiao yin 头窍阴
GB12 wan gu 完骨
GB13 ben shen 本神
GB14 yang bai 阳白
GB15 tou lin qi 头临泣
GB16 mu chuang 目窗
GB17 zheng ying 正营
GB18 cheng ling 承灵
GB19 nao kong 脑空
GB20 feng chi 风池
GB21 jian jing 肩井
GB22 yuan ye 渊腋
GB23 zhe jin 辄筋
GB24 ri yue 日月
GB25 jing men 京门
GB26 dai mai 带脉
GB27 wu shu 五枢
GB28 wei dao 维道
GB29 ju liao 居髎
GB30 huan tiao 环跳
GB31 feng shi 风市
GB32 zhong du 中渎
GB33 xi yang guan 膝阳关
GB34 yang ling quan 阳陵泉
GB35 yang jiao 阳交
GB36 wai qiu 外丘
GB37 guang ming 光明
GB38 yang fu 阳辅
GB39 xuan zhong 悬钟
GB40 qiu xu 丘墟
GB41 zu lin qi 足临泣
GB42 di wu hui 地五会
GB43 xia xi 侠溪
GB44 zu qiao yin 足窍阴

The Leg Shao Yang Gall Bladder Meridian
足少阳胆经

其外行直行的脉，从缺盆下行至腋，沿着胸侧经过季肋，与足厥阴肝经交会于章门穴，与足太阳膀胱经交会于上髎穴、下髎穴，下行至环跳穴，由此向下沿大腿外侧、膝关节外缘，行于腓骨前面，直下到腓骨下端，浅出于外踝之前，沿足背循行，出于足第四趾外侧端（足窍阴）。

它的另一条分支，从脚背（足临泣）分出，前行出足大趾外侧端，返回通过趾甲，分布于足大趾背部从毛处。

内行线：外行线再缺盆会合后，从缺盆向下进入胸中，经过天池穴的深部，通过膈肌，联络肝，属于胆，沿着胁肋里面走行，浅出于腹股沟的部位（气街），环绕阴毛，横向出于环跳穴。

概要介绍：

胆为六腑之一，与肝相表里。胆被称为“中正之官”。中正是指精神上客观、公正看待事物的品质，从其含义可见胆与人的精神活动密切相关。胆主贮存和排泄胆汁。胆汁排泄畅达对肝疏泄功能的正常发挥、事物的正常消化吸收起着重要作用。胆经在侧头部循行往返，因此偏头痛可从胆经论治。

（12）足厥阴肝经

循行：

外行线：起于足大趾爪甲后丛毛处，向上沿足背至内踝尖前1寸处（中封），向上与足太阴脾经交会于三阴交穴，沿着胫骨内缘前行在内踝上8寸处与足太阴脾经交叉后，行于足太阴脾经之后，上行过膝内侧，沿大腿内侧中线循行进入腹股沟部位，与足太阴脾经交会于冲门穴、府舍穴，分布于阴毛，环绕生殖器，到达小腹内属于内行线。

其外行直行的支脉，斜上行至第十一肋浮肋端（章门），再斜向内上方，至乳下第二肋（期门）。

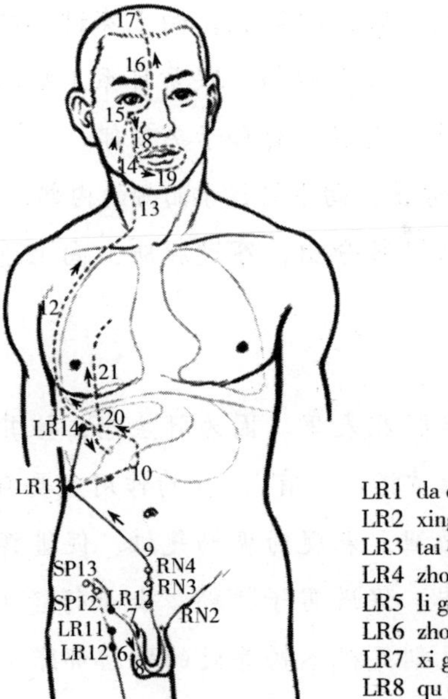

LR1 da dun 大敦
LR2 xing jian 行间
LR3 tai chong 太冲
LR4 zhong feng 中封
LR5 li gou 蠡沟
LR6 zhong du 中都
LR7 xi guan 膝关
LR8 qu quan 曲泉
LR9 yin bao 阴包
LR10 zu wu li 足五里
LR11 yin lian 阴廉
LR12 ji mai 急脉
LR13 zhang men 章门
LR14 qi men 期门

The Leg Jue Yin Liver Meridian
足厥阴肝经

内行线：外行线进入小腹后，与任脉交会于曲骨、中极、关元等穴，行于胃旁，属于肝，联络胆，向上穿过膈肌，分布于胁肋部，沿喉咙后上行，进入鼻咽部，联系目系（眼睛与脑相连的脉络），浅出于前额，上行与督脉会和于头顶部。

它的分支，由目系分出，向下循行于面颊的内部，环绕口唇内。

它的另一条分支从肝脏分出，穿过膈肌，向上进入肺中，与足太阴肺经相交。

概要介绍：

肝为五脏之一，与胆相表里。因为肝主怒，拟其相似者，故曰将军。所以肝被称为“将军之官”。肝的作用主要有主疏泄以及主藏血两方面。肝主疏泄，表现为调畅气机、促进脾胃消化功能的正常进行、调畅情志、促进男子排精、女子行经4个方面。所以，肝疏泄失常，可见到气机不畅导致的胸胁部胀痛，肝气上逆导致的头目胀痛、面红目赤、易怒，肝气犯胃导致的眩晕、脘腹胀满、腹泻，肝失疏泄导致的男子排精异常、女子经期紊乱。肝藏血意为肝脏具有贮存血液、调节血量和防止出血的作用。肝能储存一定量的血，并可以根据人的生理要求调节血量，人动则血行于诸经，人静则血归于肝。同时肝还可以防止血液无故流失。

肝主怒，一般容易发怒的人多考虑其肝火是否太旺；肝主筋，抽搐、肌肉瞤动等具有“动”的特征的疾病多考虑与肝有关。

2. 奇经八脉：蓄水的湖泊

奇经八脉指的是督脉、任脉、冲脉、带脉、阴维脉、阳维脉、阴跷脉、阳跷脉。之所以叫它们“奇经”，是因为这些经脉没有连接十二脏腑，也没有表里配属关系。奇经八脉与十二经脉之间的关系就好比河流和湖泊。十二经脉像河流，流动不息，运行气血，但河流也有水多水少的时候，十二经脉气血不足时，奇经八脉予以补充，过多时，奇经八脉予以收纳。奇经就像一个蓄水系统，调节着十二经脉气血运行的多少，与十二正经互补，发挥着至关重要的作用。

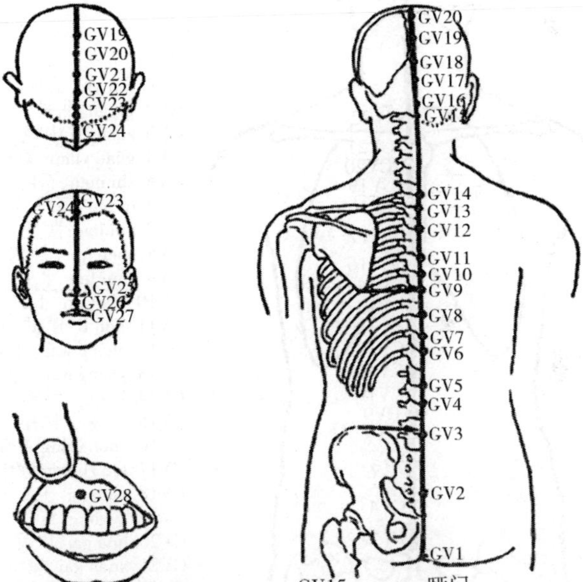

GV1 chang qiang 长强
GV2 yao shu 腰俞
GV3 yao yang guan 腰阳关
GV4 ming men 命门
GV5 xuan shu 悬枢
GV6 ji zhong 脊中
GV7 zhong shu 中枢
GV8 jin suo 筋缩
GV9 zhi yang 至阳
GV10 ling tai 灵台
GV11 shen dao 神道
GV12 shen zhu 身柱
GV13 tao dao 陶道
GV14 da zhui 大椎
GV15 ya men 哑门
GV16 feng fu 风府
GV17 nao hu 脑户
GV18 qiang jian 强间
GV19 hou ding 后顶
GV20 bai 百会
GV21 qian ding 前顶
GV22 xin hui 囟会
GV23 shang xing 上星
GV24 shen ting 神庭
GV25 su liao 素髎
GV26 shui gou 水沟
ren zhong 人中
GV27 dui duan 兑端
GV28 yin jiao 龈交

The Governor Vessel Meridian
督脉

奇经八脉中，督脉与任脉分别主人体“一身之阳”与“一身之阴”，尤为重要。

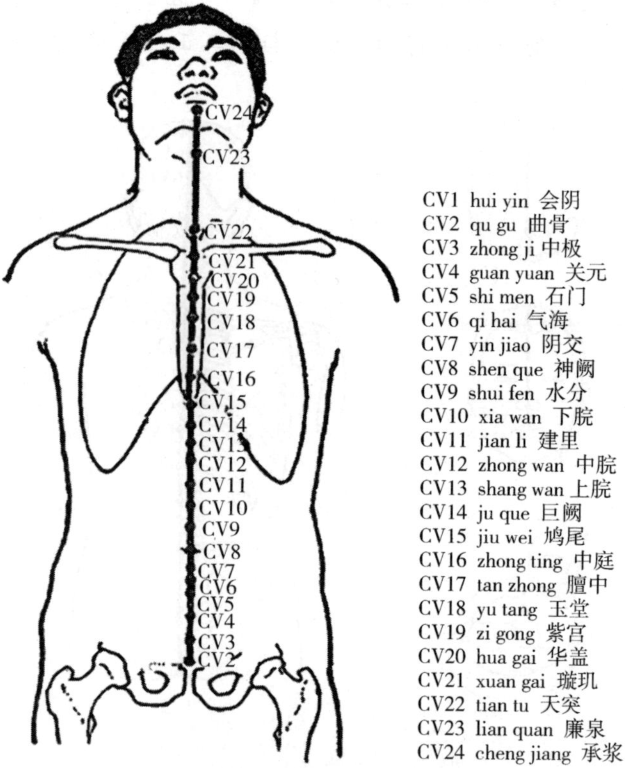

The Conception Vessel Meridian
任脉

3. 十二经别：大河的分支

经别，是十二正经在其循行的主干路之外，另行深入体腔的别行分支。因其与一般经脉不同，所以称其为“别行之正经”，简称“经别”。它在四肢部别离同名经，深入体腔，在头面部浅出体表。**阴经经别与其相表里的阳经相合，阳经经别与本经相合**。经别的存在，加强了表里两经的联系，强调了头部的重要性，扩大了十二经的主治范围。

4. 十五络脉：细小的溪流

络脉是从经脉中分出的斜行的支脉，其中主要的络脉有15条，包括十二经各有一条，加上任脉、督脉的络脉和脾经的大络，合称为“十五络脉”。其中较大的分支成为“络脉”，细小的称为“孙络”，其浮现在体表的称为“浮络”“血络”。

络脉与经别都是经脉的分支，都加强了表里两经的联系，但络脉主外，各有一个络穴，并有主治病证；经别主内，没有所属穴位，也无主治病证。

5. 经筋与皮部：经络系统的最前线

经筋是十二正经的与体表相联系的部分。因为它的循行、分布及作用都与肌肉有关，所以称为“经筋”。它本身不运行气血，受到十二经脉的濡养。主要作用是约束骨骼，主关节运动，并且对周身起着连缀的作用。

皮部是经络系统在体表的部分，是以经脉为主的体表的皮肤的部分。它可以卫外固表、防御外邪、保护机体，也可以宣发肺气、调节汗液。

对临床意义很大的是皮部诊断，即根据体表不同部位皮肤出现的病理变化来诊断疾病。如，女性小腿内侧踝下皮肤出现变化，往往提示痛经。

第二章　经络与健康

无论是古代先贤对于经络的探索和认识，还是近现代国内外相关领域专家对于经络的研究成果，无不证明了经络的客观存在，以及经络在人体中的重要作用。经络这个庞大而又精细的系统组成层层屏障，很好地保护着我们的身体。

《素问·缪刺论篇》说："夫邪之客于形也，必先舍于皮毛，留而不去，入舍于孙络；留而不去，入舍于络脉；留而不去，入舍于经脉，内连五藏，散于肠胃，阴阳俱感，五藏乃伤，此邪之从皮毛而入，极于五藏之次第也，如此则治其经焉。"

——这句话的意思是说大凡病邪侵袭人体，必须首先侵入皮毛，如果逗留不去，就会依次传入孙脉、络脉、经脉，并最终向内延及五脏，流散到肠胃，这时表里都受到邪气侵袭，五脏就要受伤。这是邪气从皮毛而入，最终影响到五脏的次序，像这样，就要治疗其经穴了。

这句话很好地阐释了经络这个神奇的系统是有层次的抗御病邪的，当然经络也能有层次地反映证候，当脏腑出现病变时会通过经络传出体表，在体表出现某些异常反应，这类反应常可以帮助诊断有关内脏的疾病。

第一节　经络的神奇功效

1. 发达的网络系统，沟通联系全身

《灵枢·海论》中所说“夫十二经脉者，内属于府藏，外络于支节。”

经络系统由十二经脉、奇经八脉、经别、络脉、内属部分（属络脏腑）和外连部分（经筋和皮部）组成，这个强大的系统组成了一个四通八达的网络，纵横交错，贯穿上下，将人体的脏腑、器官、皮毛、孔窍、肌肉、筋腱、骨骼等联结起来，虽有各自不同的生理功能，但是相互联系、相互匹配的，使人体内外、上下、前后、左右构成一个有机整体，保持协调统一。

2. 气血运行的通道，阴阳协调的基础

《灵枢·本藏》言经络“行气血而营阴阳，濡筋骨而利关节。”

人体的每个部分无时不刻不需要营养物质的濡养，人体的每个生理功能的实现都需要气血津液的支持，只有气血津液充足，各个脏腑组织器官才能发挥正常的作用，而这些物质能够到达一定的部位全是依靠经络中的经气的推动。由于经络的联系作用使得人体阴阳能够相互协调、相互促进、相互制约，使气血盛衰、机能动静保持相对平衡，从而使得机体成为统一、协调而稳定的整体。

3. 正确反映疾病，抵抗外邪侵袭

《素问·气穴论篇》说“孙络”能“以溢奇邪，以通营卫”。

孙络分布范围广泛而浅表，因此，当病邪侵犯时，孙络和卫

气发挥了重要的抗御作用。生活中我们发现很多的体表反应点，一般均可从孙络“溢奇邪，通营卫”的作用来理解，穴位是孙络分布的所在，也是邪气所停留和邪气所侵犯的部位，邪气侵袭时，正邪交争，就会出现相应的证候。

经络气血运行受阻而不通畅，可以理解为交通的拥堵，这时气血就会集聚在这里造成肿胀和疼痛。

如果气血长时间的郁积在某个部位，化热，身体局部会出现红、肿、热、痛。

长期的堵塞必然会造成相应部位得不到气血津液的及时濡养，日久会出现相关组织脏腑缺乏濡养而生病，这时就会出现麻木不仁、肌肤萎软等症状。

人体内部能够防御外邪的卫气就是在经络中运行的，卫气位于人体之表，而外邪，如风寒等邪气都是先侵犯人体之表，然后由表向里，导致内外俱损，所以卫气是否充足、经络是否通畅直接影响到人体抵抗外邪的能力，也就是通常所说的免疫力。

4. 传导感应，调整虚实

针灸、按摩、气功等方法之所以能防治疾病，是由于这些方法作用于人体时所产生的刺激效应会沿着经络的循行，最后到达病变的脏腑组织，从而补虚泻实。

《灵枢·官能》说“审于调气，明于经隧”。

“调气”就是针刺时所谓的得气，就是针灸等刺激方法作用于人体后所产生的循经感传的现象，而“经隧”就是经络这个通道。通过刺激和调整经络，可使不同的病理变化都向对机体有利的方向发展，使偏虚或偏实的机能状态朝着正常状态发展，也就是双向调节作用。

第二节 经络在健康中的运用

1. 有诸内必形诸外，经络的异常表现

当外邪如风、寒、暑、湿、燥、火侵犯人体时，经络之气就会发生异常，病邪会通过经脉的循行逐渐的传入脏腑；相反，如果人体的脏腑发生病变，同样也能循着经络反映到体表上来，在体表经脉循行的地方，尤其是经气容易聚集的腧穴之处，就会出现各种异常的反应。

可以让人们及早发现身体异常是经络最重要的作用。

所以我们必须要先了然于胸，明确疾病属何经何脏，才能手到病除，否则“不知脏腑经络，开口动手便错”。犹如“盲人骑瞎马，夜半临深池”，其危险程度可想而知。可能发生的异常表现：

①**感觉异常变化：**主要包括循经部位的酸、麻、重、胀、痛等异常感觉，并且根据不同的感觉来判断经络的虚实。

《素问·调经论篇》:“实者外坚充满，不可按之，按之则痛。”“虚者聂辟气不足，按之则气足以温之，故快然而不痛”。

——在我们身体循经路线上如果某个部位出现：

按之又硬又胀，而且按的时候疼，那么在中医上属于“实证”，

如果按下或温热时感觉舒服，在中医上属于“虚证”；

经穴痛感明显（甚至是刺痛），表明此时气血相对旺盛，多为“实证”，

当穴位以酸为主，点按时感觉心里舒服，此为气血亏虚，这

种情况以老年人多见。

人们常说“通则不痛，痛则不通”，如果经络上出现痛点，意味着这条经络有堵塞，将影响气血的运行，脏腑功能亦会受到影响。

举例：

“心经”——举起手臂作敬礼的姿势，多数40岁以上的人在上臂部分有松弛肌肉悬垂下来。从腋下开始向肘关节方向用拇指和食指一下一下捏揉这一条“脱离组织”的肌肉，会有捏棉絮的感觉，手指一搓还有疙疙瘩瘩的脂肪颗粒，稍一用力疼痛难忍，这表示心脏已经开始供血不足了。这种情况不是自然衰老，而是心脉气血不足，局部肌肉营养供应不足，垃圾代谢不出去，日积月累形成的“垃圾脂肪”，进一步影响气血的运行。

“胃经”——如肠痈患者足阳明胃经上巨虚穴压痛。

“膀胱经”——长期消化不良者脾俞穴有异常变化等。

正如《灵枢·官能》所说：“察其所痛，左右上下，知其寒温，何经所在。”例如，按经络的循行部位和络属脏腑。临床上见两胁疼痛，可知病在肝胆；缺盆中痛，则为肺疾；牙痛每为胃火；舌疮常多心热。又如头痛，前额者阳明，两侧者少阳，后项者太阳，巅顶者厥阴；背面者，太阳居多；腹面者，阳明为甚；侧面者，少阳是主。

通过循经诊察，扪穴按压，经络电测等方法。可为诊断、辨证归经提供依据。

②组织形态的变化：在病变的经脉循行部位上我们有时候可以看到**陷下、松弛、条索、结节、脱屑、肿块**等异常表现。

举一个简单的例子，目前很多城市，由于机动车的增加速度远超于道路的发展速度，致使许多城市出现拥堵的情况，尤其在上下班高峰期。我们仔细观察会发现，每个城市的道路上几乎都有地方堵车，每天堵车好像已经司空见惯。同理，经络上也存在这样的传统堵点，只是平时我们体会不到它们的存在。非医学专业人士如果记住每条经络的一段线路，学会简单的探查手法，人人都可以找到这些堵塞点并疏通。而道路则对应人体的经络系统，这些堵塞的地方就是经络异常的地方。气血津液对应车辆，如果气血堵塞的话，必然会产生结节、条索、肿块等病理产物，有堵塞的地方必然也有气血达不到的地方，那些气血到达不了的地方必然会因为没有营养物质的支持而变得松弛、脱屑等。

③寒热的改变：主要包括实际温度的变化和自我感觉温度的变化。

《灵枢·邪气藏府病形》："面热者足阳明病，鱼络血者手阳明病，两跗之上脉坚陷者，足阳明病，此胃脉也。"

——意思是说足阳明经脉行于面部，当面部发红发热时就是足阳明经的病变，手阳明大肠经脉循行在大鱼际之后，所以手上大鱼际的血脉有瘀滞就是手阳明经的病变。两足的足背部的血脉，如果出现坚实挺坚或者虚软下陷的现象时，是足阳明经的病，这时胃的经脉。

《灵枢·论疾诊尺》提到："诊龋齿痛，按其阳之来，有过者独热，在左左热，在右右热，在上上热，在下下热。"

——意思是说诊察龋齿痛时，按压阳明之脉，有病变的部位必单独发热，病在左侧的左侧热，在右侧的右侧热，在上的上热，在下的下热。

④体表颜色变化　主要有赤、紫、黑、青等色泽变化以反应经络的虚实、寒热。

如果某些部位出现了紫色或黑紫色，这就说明患者体内的血液循环出现了问题，按中医的说法就是**体内瘀血**。

发现皮肤变成了鲜红色，这就说明患者体内是**内热**，所以日常饮食应该多吃一些清热的食材。

如果发现皮肤虽然**发红，但是并不是鲜红色而是色泽暗淡**，那仍旧是**内热症状**，但是已经发展到一定程度了，身体中出现了因血枯而导致血液运行不畅的症状。这种状况一般都是患者患有高血脂等疾病，可以通过一些药物来泻火和活血，这样就可以恢复健康。

皮肤发白或发青，说明患者体内的**寒气比较重**，导致身体出现了虚寒的症状。

正如《灵枢·经脉》所提到的："凡诊络脉，脉色青则寒且痛，赤则有热。胃中寒，手鱼之络多青矣；胃中有热，鱼际络赤；其暴黑者，留久痹也；其有赤有黑有青者，寒热气也；其青短者，少气也。"

2. 经络诊察的方法

关于如何进行经络诊察，早在《黄帝内经》中就已经告诉了我们。要认识到诊察经络的重要性，学会随时主动探查身体并通过自身现象的自我观察及时发现异常，及早采取恰当的干预措施，将疾病消除在萌芽状态，防患于未然。

《灵枢·刺节真邪论》云："用针者，必先察其经络之虚实，切而循之，按而弹之，视其应动者，乃后取之而下之。"

（1）《黄帝内经》中经络诊察的方法

"审"就是通过蛛丝马迹发现真相的意思，某些小疾、小病其实早就开始在我们体内萌芽，只是这种“萌芽”可能小到身体还没感觉，但经络已经开始给身体发出信号了。这就要求我们要仔细地观察和详细的审问。

《灵枢·阴阳二十五人》:“审察其形气有余不足而调之，可以知逆顺矣”，即要求我们要仔细观察身体的形体气色情况。

如果我们看到一个人神采奕奕，两目有神，皮肤色泽明润，体型匀称，那么这个人整体上处于正常的状态；如果我们看到有些人暴躁易怒，面色发红，眼带血丝等，那么我们大概可以判断这个人“气有余”；当看到有的人走路无力，容易出汗，皮肤松弛等，我们可以判断这个人“气不足”，即我们中医上所说的偏虚的状态。通过仔细观察，我们可以判断其“有余不足”，从而为我们如何进行纠正和治疗提供一些依据。

《灵枢·官能》:“审于本末，察其寒热，得邪所在，万刺不殆”“审皮肤之寒温滑涩，知其所苦”，《灵枢·禁服》:“必审察其本末之寒温，以验其藏府之病”，通过观察皮肤的色泽和感知手下温度可以有效地指导疾病的诊断，比如痛风病人，当关节部位出现红肿，手按之发热时多半是湿热；皮肤色泽偏白，手下发凉时多半是寒湿。

综合以上可知，“审”的目的就是要根据病人的形体气色、疾病的症状和经脉在体表的寒热情况判断经脉虚实，确定病变的经脉，对病变的经脉进行调节和治疗提供帮助。

“切”是指用手或手指用力按压局部。通过感知手下触觉来推断经络的变动，也可以用来切脉，体会脉的搏动。

比如当我们按压手腕桡动脉搏动处时会发现，有的人脉搏跳动非常微弱，稍微一用力就感觉不到跳动了，这就是我们中医上所说的“虚证”；而有的人脉搏跳动非常有力，甚至有的时候会有打击我们手指的感觉，常常我们称这样的脉象为“实证”。

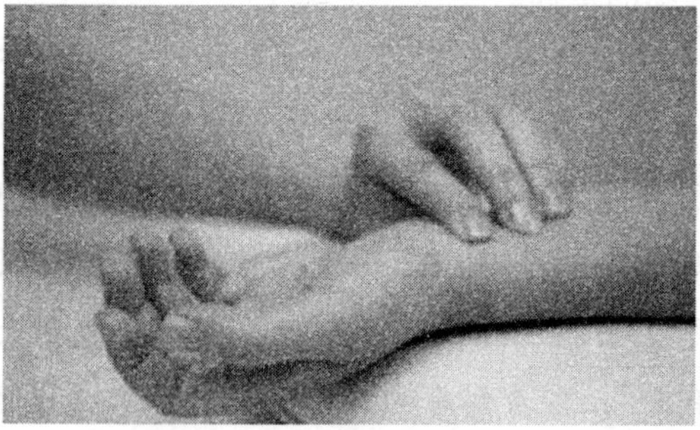

切脉

“循”常单独出现，有顺着、沿着的意思，指沿体表经络的循行部位予以循压，以了解经络循行径路上有无结节、条索样物质，有无陷下等以判定经络虚实。

结节、条索等异常变化常常是由于邪气所聚导致的，当外邪等邪气侵犯人体时，会在身体的某个部位积聚，导致经络不畅通，经络不通必然影响气血的运行，导致气滞血瘀。《灵枢·周痹》中提到：“故刺痹者，必先切循其下之六经，视其虚实，及大络之血结而不通，及虚而脉陷空者而调之，熨而通之，其瘈坚，转引而行之。”

“按”一方面是指按压体表经络脉搏跳动之处，了解动脉盛虚，包括人迎、头角、颊车、足背趺阳、足跟太溪等部位，另一方面是指按压体表局部和腧穴，以判定经络之虚实。

《灵枢·阴阳二十五人》：“按其寸口人迎，以调阴阳，切循其经络之凝涩，结而不通者，此于身皆为痛痹，甚则不行，故凝涩。凝涩者，致气以温之，血和乃止。”

《灵枢·终始》中提到："凡刺此者，以指按之，脉动而实且疾者疾泻之，虚而徐者则补之。"

——意思是说用手按压脉搏跳动处时，脉跳动有力且脉率比较快时，治疗上采用泻法；脉搏跳动又缓又慢时，治疗上用补法。

《灵枢·背腧》："则欲得而验之，按其处，应在中而痛解，乃其腧也"，意思是说以按压之后疼痛缓解或病人自觉轻快为标准来寻找反映点。

《素问·缪刺论篇》："邪客于臂掌之间，不可得屈，刺其踝后，先以指按之痛，乃刺之，以月死生为数。""邪客于足太阳之络，令人拘挛背急，引胁而痛，刺之从项始，数脊椎侠脊，疾按之应手如痛，刺之傍三痏，立已"，当邪气侵袭踝关节时，邪气客于经脉分肉，导致局部气血不通，中医上讲"不通则痛"，其属实证，故疼痛拒按。

《素问·缪刺论篇》中描述的则通过按压寻找压痛点，以压痛点为反映点。

于经脉循行部位上下按压抚摸，察其虚实，注意有无气滞血瘀不通之处，分别采用实证针刺调气或刺络放血的方法通调经气，对于经脉上虚陷的地方按照"陷下则灸之"的原则采用热熨或艾灸进行治疗。

"扪"指以掌面触贴患者的经络体表皮肤以区分寒热虚实。

如风湿病证的患者，当患处皮肤红肿而痛，触摸时手下有明显的热感，则可辨证为风湿热证；

当患处皮肤发白，且患者遇冷加重，触摸时手下有明显的凉感，那么我们一般就可以辨证为风寒湿痹证。

（2）经络检测仪器

目前很多医院将中医经络检测设备运用到了临床中。这类设备一般能提供十二经脉机能状态信息数据，医师在健康体检的基础上，结合这些数据，能对人体健康状况做出全面评估，对存在的疾病倾向性或潜在性慢性病问题，如肿瘤、三高症等疾病有早期提示作用。该类系统尤其适用于中老年人群的健康普查、筛查，对疾病的早期发现、早期诊断、早期治疗有一定的重要意义。

《素问·五藏生成篇》说："五藏相音，可以意识"，听声音是中医闻诊的重要内容，也是中医经络检测设备中的重大创新。以此为基本理论研发的经络功能状态检测设备，是国家"十二五"支撑计划项目"中医预防保健（治未病）共性技术研究"课题的重要成果，具体的技术内容详见第四章。

（3）经络诊察的部位

可根据疾病的不同与具体情况来确定诊察的部位：

若主要有**咳嗽、气喘**等肺经病变症状，可针对上肢部位的肺经线及大肠经线，以及肺俞穴及中府穴进行诊察。

如一般性普查，范围比较广。

包括：

①背部第一条经线。背部正中线两侧旁开0.5寸，即华佗夹脊经线。

②背部第二条经线。背部正中线两侧旁开1.5寸，即膀胱经背部第一侧经线各脏腑腧穴。

③背部第三条经线。背部正中线两侧旁开3寸，即膀胱经背部第二侧经线。

④胸腹部十二脏腑之募穴。募穴是各脏腑气血集聚的地方，为十二脏腑气血汇聚于胸腹部的穴位。

⑤十二经郄穴、原穴。郄穴是各脏腑经络气血深聚的部位。

原穴是脏腑原气输注、经过和留止的部位。

⑥某些有特殊治疗意义的穴位。如血压点：第六颈椎棘突下旁开2寸处。结核点：第七颈椎棘突下旁开3.5寸处。阑尾点：足三里穴下2寸处，即外膝眼下5寸处。定喘穴：第七颈椎棘突下旁开2寸处等等。

3. 经络健康状态的评估

《素问·皮部论篇》说："皮有分部，脉有经纪，筋有结络，骨有度量，其所主病各异，别其分部，左右上下，阴阳所在，病之始终。"

——意思是说十二经脉分属的部位，脉有经脉与络脉，筋有聚结与络属，骨有长短大小。它们所产生的疾病各不相同，根据经脉所分属的部位，来判断疾病上下左右病位、阴阳属性以及疾病起始与终结的各种情况。

我们就是依据阳性反应穴所属经络、所反应的相应脏腑、组织器官或该穴位的功能范围，来判断病变部位以及阳性反应穴各种性质来综合分析对疾病做出诊断的。一般来说：

急性病证时，相关穴位以压痛和电测定阳性改变为主；慢性病变以形态改变为主，如凹陷、隆起、结节、瘢痕等；

皮肤温度升高多见炎证、热证；皮肤温度降低多见痛证、寒证；柔软松弛、凹陷多见体弱多病、内脏下垂、虚喘、泄泻等虚证；

而紧张、隆起多见经脉气血外邪闭阻、腑气不通、痛证、实证；

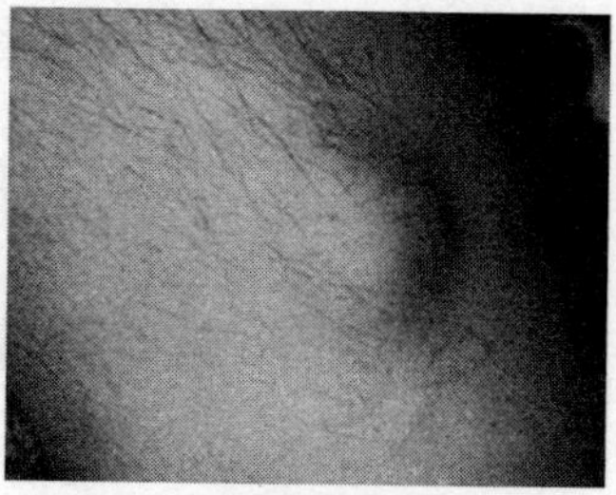
实性病变

阳性反应见于俞穴、幕穴、郄

穴、原穴等，多为脏腑病变；阳性反应见于阿是穴，多为周围局部病变。

如：

肺经的郄穴孔最穴、肺俞穴、中府穴出现阳性反应，多为肺脏呼吸系统病变；

肩胛内上角有明显压痛或肩胛部可触及条索样结节多为局部病变，如颈椎病；

三阴交穴出现瘢痕时，多反应足三阴经的慢性病变，临床上常表现出足心隐痛、两肋抽痛等症状；

阑尾穴出现明显的压痛，应考虑是否有阑尾病变；

大多数冠心病患者，在背部的神堂穴上有明显的压痛等。

心经郄穴出现明显压痛，以及脏腑、组织器官相应的穴位出现皮肤灰暗、结节、隆起等阳性反应，则多见相应部位的肿瘤；

胃俞、脾俞、溃疡点有压痛、凹陷等阳性反应，多见于消化道溃疡等等。

通过经络知识的普及，普通人也可以收集经络信号来了解身体的状况，而通过自我经络诊察则可以随时了解经络是否通畅。经络的作用不仅体现在疾病的诊治上，更为重要的是预防！将探查身体隐患的能力交给自己，自己动手与身体对话。

4. 经络健康的调理

▷ 指导穴位的选取

经络依据其络属脏腑和循行部位，其上的穴位都能治疗相应的脏腑和对应部位的疾病。每条经脉所属腧穴的主治范围，均同各经脉的循行分布部位和所络属的脏腑有密切关系。

▷ **指导适宜的针灸与推拿**

针对某经或某脏腑的病变，在病变局部或邻近或经络循行的远端部位取穴，通过针灸或推拿等方法，可以疏通气血、调整阴阳，从而达到治愈疾病或缓解症状的目的。

比如治疗胃肠疾病时常常选取肢体远端的足三里、大肠俞等穴位进行治疗；治疗心脏和神志疾病时常常选取内关；小儿出现腹泻等症状时，往往选取在手上进行推拿，都能取得良好的疗效。

▷ **选择最佳的调理药物**

特定的药物之所以对特定的脏腑组织器官有特定的治疗作用，是因为不同的药物入不同的经脉，不同的经脉又联系相应的脏腑，所以药物能够到达相应的病所，发挥疗效。药物的归经不是随意归入的，而是经过长期的临床实践总结出来的，是古人通过长期实践和观察药物对某一脏腑、经络所具有的特殊选择作用而归纳、总结的，形成了“药物归经”理论。

如白术、泽泻、薏苡仁等归脾经，可以有效地治疗脾脏的病变；白芍、柴胡入肝经，可以疏解肝郁、调肝柔肝。《医学源流论》说：“柴胡治寒热往来，能愈少阳之病；桂枝治畏寒发热，能愈太阳之病；葛根治肢体大热，能愈阳明之病。盖其止寒热、已畏寒、除大热，此乃柴胡、桂枝、葛根专长之事。因其能治何经之病，后人即指何经之药。”

▷ **适当的锻炼**

疾病的产生其实是一个漫长的过程，长期的脏腑功能和经络系统失衡达到一定程度才会形成疾病，如果能够早早地重视调节，疏通失调的经络和脏腑，在疾病产生之前将病邪隐患扼杀在摇篮之中，就可以有效地预防疾病的产生，大大提高生活质量，延长生命。

《外科正宗》说："经络不通则五脏不和，六腑不通。"

经络是人体气血运行的通路，人体的气血只有通过经络才能输送到全身，从而发挥濡养脏腑组织器官的功能，可以设想如果经络这个通路不通，营养物质到达不了相应的组织，而病邪在身体的某个部位持续刺激和集聚，那么必然会形成疾病，所以及早地锻炼疏通经络，保持经络通畅，使气血的运行畅通无阻，五脏六腑得以调和，阴阳平衡，就可以有效地预防疾病。

▷ 经络与美颜

现代生活，人们对美丽的需求日益迫切，无论是面试、工作、人际交往、应酬等，都需要一个美丽的自己来增加自信。美丽者总能得到赞美和肯定，反之则会常常受到批评和冷落，因此，许多人选择无限地使用化妆品，殊不知含有大量有害化学成分的化妆品是皮肤的杀手之一！还有相当一部分人把希望寄托于有创伤性的整容，来改变自己的先天不足，结果可能会造成不能逆转的伤害，也是对自身身心极大摧残。

中医的经络美容一贯主张由内而外，以中医的传统理论为指导，通过梳理经络、点揉重点美容穴位、健康饮食以及中药调理、中药面膜等综合干预方法，达到调脏腑、通经络、改善皮肤色泽，塑造完美体型的目的。

如：

✧ 面部色泽的改善

美容问题：女性黄褐斑、黑眼圈等。

改善目标：拥有光滑、嫩白、有弹性的皮肤。

调整重点：肝经。肝经不仅与人体气机的通畅有密切关系，而且能藏血。黄褐斑的形成很大程度上是由于气机不畅，气血不通，气血瘀积造成，适当的刺激肝经可以有效地治疗暗斑，改善灰黑色的皮肤。

✧ **塑形**

美容问题：肥胖。

改善目标：瘦身。

调整重点：痰湿体质的改善。痰湿体质属于本虚标实的一种体质。中医所讲的痰和湿，指的是津液运化失常所形成的病理产物。人体经络系统中脾经、肺经、膀胱经和肾经等是管理人体水液代谢的，正常情况下，津液是流动不息，运化不止，输布精微，清除垃圾；如果停聚而不流动，就会形成痰湿，布散到全身就会使人臃肿，且容易困倦、食欲不振、嗜睡健忘、大小便失常、咳嗽痰多等，调节失调的经络才是解决问题的根本措施。可请专门医师用针刺或用手按摩或用健身锤对人体相关经脉和穴位进行针刺、敲击或拍打，能健脾益气、利湿化痰，从根本上改善体型。

第三节　经络病变的病机及临床表现

1. 经络病变的病机

脏腑功能的协调是由经脉和它们之间的络脉实现的。经络异常，则五脏的生理功能就会异常，其形成气血、运行气血、保持血液在脉道中运行等功能就会失常，首先会表现为脏腑之间功能协调的障碍，长期的功能失调可进一步导致器质性的病变，人体的健康也就受到威胁。

《素问·调经论篇》中指出："夫十二经脉皆生其病……经脉之病，皆有虚实""经络支节，各生虚实""五藏之道，皆出于经隧，以行血气，血气不和，百病乃变化而生。”

意思是说各条经脉都可能会生病，或虚或实，而且如果经络发生病变的话，经脉所循行的部位如四肢、皮肉筋骨、五官七窍等也会出现相应的疾病，所以病人会出现各种各样的症状。

经络的虚实病理变化，如为单纯的经络病，在实证时沿经脉所过之处会出现肿或痛的症状，血液集聚就会肿，气运行不畅而停留就会胀且疼痛，就是所谓“血伤为肿”“气伤为痛”；如果邪壅化热，还兼有灼热的现象。淤积的血液形成瘀血，而瘀血进一步加重了经气的壅滞，从而恶性循环，并且瘀久会化热，进一步加重病情。

虚证由于气血不足，濡润不周，往往会出现局部不仁不用，甚至枯痿的症状。这就是因为营卫衰枯，“营气虚则不仁，卫气虚则不用”“营卫俱虚，则不仁且不用”。如果气血生成障碍的话就会出现气血不足的表现，如肢体麻木、面色萎黄、唇白、爪甲白、月经量少、失眠、心慌等症状。

由于经络系统是个四通八达的网络，分布错综复杂，有的联络一脏一腑，有的联系数脏数腑，再加上经络之间阴阳表里、生克制化等方面的影响，一条经络的病变往往可能会引起其他经络的病变，从而出现多经同病。

2. 经络系统病变的常见临床表现

（1）手太阴肺经

《灵枢·经脉》中说：“是动则病，肺胀满，膨膨而喘咳，缺盆中痛，甚则交两手而瞀，此为臂厥。是主肺所生病者，咳，上气，喘渴，烦心，胸满，臑臂内前廉痛厥，掌中热，气盛有余，则肩背痛，风寒汗出中风，小便数而欠，气虚，则肩背痛，寒，少气不足以息，溺色变。”

意思是说肺经这条经脉异常时会出现下列症状：胸闷，咳嗽，咽喉肿痛，严重的时候交捧双手，视物模糊，四肢有时会出现肢体麻木、发冷、疼痛等。当实证时，可见肩背酸痛，感受风寒而汗出，小便频数，张口嘘气；气虚不足时，则见肩背冷痛，气短，小便颜色异常。

关于络脉《灵枢·经脉》曰：“实，则手锐掌热，虚则欠款，小便遗数”，意思是说手太阴络脉病变时，病情属实时，手腕和手掌部灼热，属虚时，张口出气、尿频、遗尿。手太阴经筋病变时，“所过者支转筋痛，其成息贲者，胁急、吐血”，即经筋循行所过处出现强滞、痉挛和酸痛，可见胁肋拘急，上逆吐血。

总的来说肺经病变时，在我们身体表现为：**怕风、易汗、咽干、咳嗽；过敏性鼻炎、皮肤干燥、容易过敏；动则气短、胸翳、面色皮肤无华。另有胸闷、鼻咽炎，皮肤的斑、疹、痘，音哑，四肢麻木或发冷，失眠等**。

（2）手阳明大肠经

《灵枢·经脉》：“是动则病，齿痛，颈肿，是主津液所生病者，目黄，口干，鼽衄，喉痹，肩前臑痛，大指次指痛不用，气有余，则当脉所过者热肿，虚，则寒栗不复。”

意思是说大肠经的失调会引致与大肠功能有关的病证如腹痛、肠鸣、泄泻、便秘、痢疾等。此外，由于大肠经经过口腔及鼻，因此牙痛、流清涕、流鼻血、循经部位的疼痛或热肿等病证都可能显示了大肠经出现问题。

络脉发生病变时，“实，则龋、聋；虚，则齿寒、痹膈，取之所别也。”即实证时会出现齿痛、耳聋；虚证时可见齿冷、胸膈痹阻不畅通而引起的不适。《灵枢·经筋》:“其病当所过者支痛及转筋，肩不举，颈不可左右视。”

经筋病变时所过之处可见牵扯不适、酸痛、痉挛，肩关节不能高举，颈不能向两侧转动。

大肠经腧穴可以治疗：头面五官疾患、咽喉病、热病、皮肤病、肠胃病、神志病等及经脉循行部位的其他病证。其中虚证包括：**腹痛，腹鸣腹泻、大肠功能减弱、肩膀僵硬、皮肤无光泽、肩酸、喉干、喘息、宿便**等。实证包括：**腹胀、易便秘、易患痔疮、肩背部不适或疼痛、牙疼、皮肤异常**等。

（3）足阳明胃经

《灵枢·经脉》胃足阳明之脉病候：“是动则病，洒洒振寒，善伸，数欠，颜黑，病至则恶人与火，闻木声则惕然而惊，心欲动，独闭户塞牖而处，甚则欲上高而歌，弃衣而走，贲响腹胀，是为骭厥，是主血所生病者，狂，疟，温淫，汗出，鼽衄，口㖞，唇胗，颈肿，喉痹，大腹水肿，膝髌肿痛，循膺，乳，气街，股，伏兔，骭外廉，足跗上皆痛，中指不用，气盛，则身以前皆热，其余于胃，则消谷善饥，溺色黄，气不足，则身以前皆寒栗，胃中寒则胀满。”

意思是说胃经本经发生异常变化时可出现颤抖发冷，喜欢伸腰，屡屡呵欠，面部发黑等症状，病发时，厌恶别人和灯光，听到木器声音就惕惕惊慌，心惊肉跳，独自关闭门和窗户而睡。严重的则可能登到高处唱歌，不穿衣服就走，胸膈部响，腹部胀满，还可发生小腿部的气血阻逆，如厥冷、麻木、酸痛等症。中医认为胃经多气多血，可以治疗有关“血”方面所发生的病证，如狂躁、疟疾、发热类疾病、自汗、鼻塞流涕或出血、口歪、唇生疮疹、颈部肿痛、喉咙痛、大腹水肿、膝关节肿痛；胸前、乳房部、腹股沟、大腿前、小腿外侧等疼痛，足中趾不能运动。实证的话，身体前部发热；有余的症状表现在胃部的话，则消化功能加强而容易饿，小便颜色黄。属于气虚不足的症状时，则身体前部发冷、寒战，胃部寒冷且感到胀满。

络脉异常时，“气逆则喉痹卒瘖。实，则癫狂；虚，则足不收，胫枯”。即气逆的话就会出现喉部肿痛，突然喑哑，实证则发生癫狂，虚证则见下肢迟缓无力，胫部肌肉萎缩。

经筋病变，“其病：足中指支胫转筋，脚跳坚，伏兔转筋，髀前肿，溃疝，腹筋急，引缺盆及颊，卒口僻，急者目不合，热则筋纵、目不开。颊筋有寒则急，引颊移口；有热则筋弛纵，缓不胜收，故僻”。意思是说足阳明经筋病变时可出现足中趾及胫部支撑不适，拘紧疼痛，足部活动感觉到僵硬不舒，股前拘紧疼痛，疝气，腹部筋肉痉挛，向上牵制到锁骨上窝和面颊部，突然发生口角歪斜，如有寒邪则牵引眼睑不能闭合；如有热邪则筋松弛使眼睑不能睁开。颊筋有寒使筋脉紧急，牵引颊部致口角移动；有热时则筋肉松弛收缩无力，所以口歪。

总的来说足阳明胃经发生病变时，在我们身体上表现为：**喉咙痛、唇干舌燥、口唇干裂、口腔糜烂、口臭、牙龈肿痛出血、消化不良、腹胀、胃痉挛性疼痛、胃酸过多、胃部灼热、大便干燥或多日不大便、小便黄、膝关节酸痛、身体倦怠、消瘦灼热喜冷饮**等病。

（4）足太阴脾经

《灵枢·经脉》脾足太阴之脉病候：“是动则病，舌本强，食则呕，胃脘痛，腹胀善噫，得后与气，则快然如衰，身体皆重，是主脾所生病者，舌本痛，体重不能动摇，食不下，烦心，心下急痛，溏瘕泄，水闭，黄疸，不能卧，强立，股膝内肿、厥，足大指不用。”“脾之大络，实则身尽痛，虚则百节皆纵。”

意思是脾经这条经脉异常变动就表现为下列病证：舌根部发僵，吃后即呕，胃部疼痛，腹胀，喜打嗝，大便或放屁后就感到轻松，全身感到沉重无力。本经腧穴主治“脾”方面所发生的病证：舌根部痛，身体不能活动，吃不下，心胸烦闷，心窝下急痛，大便溏，腹有痞块，泄利，或小便不通，黄疸，不能安睡，勉强站立，大腿和小腿内侧肿、发冷，足大趾运动不利。脾之大络，实证，全身都痛；虚证，各关节弛缓乏力。

络脉：“厥气上逆则霍乱，实，则肠中切痛；虚，则鼓胀”。络脉病变时，上吐下泻，实证，腹内绞痛；虚证，腹部胀气。

经筋方面，“其病：足大指支，内踝痛，转筋痛，膝内辅骨痛，阴股引髀而痛，阴器纽痛，上引脐与两胁痛，引膺中，脊内痛。”意思是经筋病变时可出现足大趾强滞不适，内踝部痛，转筋，膝内侧骨痛，股内侧牵引髋部酸痛，阴部扭转疼痛，并上引脐及两胁作痛，牵引胸中和脊内疼痛。

总的来说足太阴脾经病变时，在我们身体上表现为：**脘腹胀气，吸收不良，口淡，容易呕吐，胸闷，容易倦怠，虚胖，头胀，头脑不清，湿重脚肿便溏，关节酸胀，糖尿病，嗜睡，皮肤损伤，肢体活动不利等**。

（5）手少阴心经

《灵枢·经脉》心手少阴之脉病候：“嗌干，心痛，渴而欲饮，是为臂厥，是主心所病者，目黄，胁痛，臑臂内后廉痛、厥，掌中热”。

心经主要病证为：心痛，胁痛，心烦，气短，睡觉不安，眩晕，目黄，咽干，口渴，上肢内侧后边痛发冷，掌中热痛。

络脉“其实，则支膈；虚，则不能言”，意思是实证时胸胁和膈上撑胀不舒；虚证为不能言语。

《灵枢·经筋》“其病：内急，心承伏梁，下为肘网，其病当所过着支转筋、筋痛”，经筋病变时可见胸内拘急，胁下积块如承受横木；上肢筋有病，则肘部出现牵拉不适；本经经筋循行部位支撑不适、转筋和疼痛。

总的来说，心经病变时表现为：**心烦，心惊，心悸，胸闷，心痛，短气，上气，有压力感，忧郁，易怒，口腔溃疡，口干口臭，手脚凉，自汗或出冷汗；乏力、失眠、健忘，经常有晕眩感**等。

（6）手太阳小肠经

《灵枢·经脉》，小肠手太阳之脉病候：“是动则病，嗌痛，颔肿，不可以顾，肩似拔，臑似折，是主液所生病者，耳聋，目黄，颊肿，颈、颔、肩、臑，肘臂外后廉痛。”小肠经脉发生异常时会出现咽喉痛，颔下肿不能回头，肩部牵拉样疼痛，上臂痛如折断。

本经经穴治疗“液”方面发生的病证：耳聋，眼睛发黄，面颊肿，颈部，颔下、肩胛上臂、前臂的外侧后边疼痛。

络脉“实，则节驰肘废；虚，则生肬，小者如痂疥”。即出现的实证有关节迟缓，肘部萎废不用；虚证，皮肤赘生小疣。

经筋“其病：小指支，肘内锐骨后廉痛；循臂阴，入腋下，腋下痛，腋后廉痛，绕肩胛引颈而痛，应耳中鸣，痛引颔，目瞑良久乃能视。颈筋急则筋萎，颈肿，寒热在颈者”，意思是说小肠经经筋病变时见小指僵滞不适，肘内锐骨后缘疼痛；沿臂的内侧，上至腋下，及腋下后侧等处酸痛。绕肩胛牵引颈部作痛，并感到耳中鸣响，疼痛牵引颔部，眼睛闭合一会儿才能看清楚物景。颈筋拘急，可发生筋萎、颈肿等症。

小肠经不通时会有**小腹绕脐而痛，胸闷，头顶痛，容易腹泻，手脚寒凉，吸收不良，虚肥，肩周炎，吸收功能差，颔、颈浮肿，耳鸣，听力减退，呕吐，腹泻，手虚弱寒冷，身疲，虚弱症，牙痛**等病证。

（7）足太阳膀胱经

《灵枢·经脉》，膀胱足太阳之脉病候："是动则病，冲头痛，目似脱，项如拔，脊痛，腰似折，髀不可以曲，腘如结，踹如裂，是为踝厥，是主筋所生病者，痔、疟、狂、癫疾，头囟项痛，目黄，泪出，鼽衄、项、背、腰、尻、腘、踹、脚皆痛，小指不用。"

膀胱经本经发生异常变化时就出现下列表现：头重痛，眼睛似要脱出，后项像被牵引，脊背痛，腰好像折断，股关节不能弯曲，腘窝好像凝结，腓肠肌像要裂开；还可发生外踝部的气血阻逆，见发冷、麻木、酸痛等症。本经腧穴主治"筋"方面所发生的病证：痔，疟疾，躁狂、癫痫，头囟、后项痛，眼睛昏黄，流泪，鼻塞、多涕或血，后项、背腰部、骶部、膝弯、腓肠肌、脚都可发生病痛，小脚趾运动障碍。

络脉"实则鼽窒，头背痛；虚则鼽衄。"意思是说络脉病变实证时，见鼻塞、头痛、背痛，虚证，见鼻流清涕、鼻出血。

经筋"小指支，跟肿痛，腘挛，脊反折，项筋急，肩不举，腋支，缺盆中纽痛，不可左右摇。"

足太阳经筋病变时可见**足小趾僵滞不适，足跟部掣引酸痛，**

腘窝部挛急，脊背反张，项筋拘急，肩不能抬举，腋部僵滞不适，缺盆中牵掣样疼痛，不能左右活动。总的来说膀胱经病变时会出现恶风怕冷，颈项不舒，腰背肌肉胀痛，腰膝酸软，静脉曲张，尿频，尿多，尿黄，前列腺肥大等。

（8）足少阴肾经

《灵枢·经脉》，肾足少阴之脉病候："是动则病，饥不欲食，面如漆柴，咳唾则有血，喝喝而喘，坐而欲起，目䀮䀮如无所见，心如悬若饥状，气不足则善恐，心惕惕如人将捕之，是为骨厥。是主肾所生病者，口热，舌干，咽肿，上气，嗌干及痛，烦心，心痛，黄疸，肠澼，脊、股内后廉痛，痿，厥，嗜卧，足下热而痛。"

本经异常变动就表现为：饥饿而不想进食，面色黯黑漆柴（炭），咳嗽痰唾带血，气急，坐下想起来则两眼昏花视物不清，心荡有如饥饿感；肾气虚更容易发生恐惧，心慌得好像有人要来追捕；还可发生骨部的气血阻逆，见厥冷、麻木、酸痛等症。本经腧穴主治"肾"方面所发生的病证：口热、舌干燥、咽部发肿，气上逆，喉咙发干而痛，心内烦扰且痛，黄疸，腹泻，脊柱、大腿内侧后边痛、萎软、喜欢躺着，脚心发热而痛。

络脉"其病气逆则烦闷。实则闭癃；虚则腰痛"，足少阴肾经络脉发生异常，脉厥逆，可见心胸烦闷。实证见小便不通利，虚证会出现腰痛。

经筋"其病足下转筋，及所过而结者皆痛及转筋。病在此者，主痫瘈及痉，在外者不能俯，在内者不能仰。故阳病者腰反折，不能俯；阴病者不能仰"，是说肾经经筋病变时可见足下转筋，所经过和所结聚的部位，都有疼痛和转筋的表现，病在足少阴经筋，主要有痫病、抽搐、项背反张等，病在背侧的不能前俯，在胸侧的不能后仰。背为阳，腹为阴，阳筋病，项背部筋急，而腰向后反折，身体不能前俯，阴筋病，腹部筋急，而身体不能后仰。

故肾经病变时会出现**手足怕冷，口干舌燥，腰膝酸痛，咽喉炎，月经不调，性欲减退，前列腺肥大，足跟痛，尿频，尿少，尿黄，手脚心热、躁热不安、口渴，颧红腮热，血糖、尿糖、血脂偏高**等。

（9）手厥阴心包经

《灵枢·经脉》心包手厥阴之脉病候："是动则病，心中热，臂肘挛急，腋肿，甚则胸胁支满，心中憺憺大动，面赤，目黄，喜笑不休。是主脉所生病者，烦心，心痛，掌中热。"

本经异常可表现为心中热，前臂和肘部拘挛疼痛，腋窝部肿胀，甚至胸中满闷，心悸，面赤，眼睛昏黄，喜笑不止。心包经主治与"脉"有关的病证：心胸烦闷，心痛，掌心发热。

络脉"实，则心痛；虚，则为烦心"。

经筋"其病当所过者支转筋，及胸痛、息贲"，就是说心包经筋病变时可见经筋循行部位僵滞不适，转筋，以及胸痛或气息急迫。

因此心包经病变时：**眠多，梦易醒，难入睡，心烦健忘，胸闷，口干，神经衰弱，手心出汗，自汗不止，手臂挛急，腋窝肿**等。

（10）手少阳三焦经

《灵枢·经脉》三焦手少阳之脉病候："是动则病，耳聋，浑浑焞焞，嗌肿，喉痹，是主气所生病者，汗出，目锐眦痛，颊肿，耳后、肩、臑、肘臂外皆痛，小指次指不用"。

三焦经经脉发生异常变化时可出现耳聋、耳鸣、咽喉肿痛。本经主治"气"方面发生的病证：自汗，眼外眦痛，面颊肿，耳后、肩臂、肘部、前臂外侧均可发生疼痛，小指、无名指功能障碍。

络脉“实则肘挛，虚则不收”，意思是说实证则见肘关节拘挛；虚证则见肘关节松弛不能内收。

经筋“其病当所过者支、转筋，舌卷”，三焦经经筋病证可见经脉循行部位僵滞不适，转筋掣引，舌卷缩。

故三焦经病变时，**可见偏头痛，头晕，耳鸣，上热下寒，手足怕冷，倦怠易怒，皮肤容易过敏，肌肉关节酸痛无力，食欲不振，上肢无力麻木，面色白，呼吸浅，尿少，精神与身体倦怠，忧郁，肌肉松弛无力，听力障碍**等。

（11）足少阳胆经

《灵枢·经脉》胆足少阳之脉病候：“是动则病，口苦，善太息，心胁痛，不能转侧，甚则面微有尘，体无膏泽，足外反热，是为阳厥，是主骨所生病者，头痛，颔痛，目锐眦痛，缺盆中肿痛，腋下肿，马刀，侠瘿，汗出振寒，疟，胸胁，肋，髀，膝外至胫，绝骨，外踝前，及诸节皆痛，小指次指不用。”

本经异常变动就表现为下列病证：嘴里发苦，喜嗳气，胸胁痛不能转侧，甚则面部像蒙着微薄的灰尘，身体没有脂润光泽，小腿外侧热，还可发为足少阳部分的气血阻逆，见发冷、麻木、酸痛等症，本经腧穴主治“骨”方面所发生的病证：偏头痛，颞痛，眼睛外眦痛，缺盆（锁骨上窝）中肿痛，腋下肿，自汗，战栗发冷，疟疾；胸部、胁肋、大腿及膝部外侧以至小腿腓骨下段、外踝的前面，以及各骨节都酸痛，小趾侧的次趾（足无名趾）运动障碍。

络脉“实则厥，虚则痿躄，坐不能起”，络脉发生病变时，实证可见足部发冷，虚证可见下肢软弱无力、跛行、扑倒，不能立起。

经筋病变时，“其病小指次指支转筋，引膝外转筋，膝不可以伸，腘筋急，前引髀，后引尻，即上乘季胁痛，上引缺盆、膺乳、颈维筋急，从左之右，右目不开，上过右角，并跷脉而行，左络于右，故伤左角，右足不用，命曰维筋相交”，意思是说胆经经筋病变时，其病证可见第四趾强滞不适，掣引转筋，并牵连膝外侧转筋，膝部不能随意屈伸，腘部的经筋拘急，前面牵连髀部，后面牵引尻部，向上牵及胁下空软处及胁部作痛，向上牵引缺盆，颈部发生拘急。如果从左侧向右侧维络的筋拘急时，则右眼不能张开，因为此筋上过右额角与跷脉并行，阴阳跷脉在此互相交叉，左右之筋也是相交叉，左侧的维络右侧，所以左侧的额角受伤会引起右足不能活动。

胆经病变时，可见**口干，口苦，偏头痛，容易惊悸，善叹息，便溏，便秘，皮肤萎黄，消化不良，关节痛，脂肪瘤，有膝关节及下肢病，胃胀，胸胀，晨起口苦，失眠，多梦，易头痛，两侧痛，颈项不适等**。

（12）足厥阴肝经

《灵枢·经脉》肝足厥阴之脉病候：“是动则为腰痛不可以俯仰，丈夫㿉疝，妇人少腹肿，甚则嗌干，面尘脱色，是主肝所生病者，胸满，呕逆，飧泄，狐疝，遗弱，闭癃。”

本经异常变动就表现为下列病证：腰痛得不可以前俯后仰，男人可出现小肠疝气，女人可出现小腹肿胀，严重的则咽喉干，面部像有灰尘，没有血色。本经腧穴主治“肝”方面所发生的病证：胸闷，恶心呕吐，泄泻，小肠疝气，遗尿，癃闭。

络脉“其病气逆则睾肿卒疝。实则挺长，虚则暴痒”，络脉发生异常，气逆则睾丸肿胀，突发疝气。实证，见阳强不倒；虚证，见阴部暴痒。

经筋“足大指支，内裸之前痛内辅痛，阴股痛，转筋，阴器不用。伤于内则不起，伤于寒则阴缩入，伤于热则纵挺不收”，意思是说肝经经筋异常会出现足大趾强滞不适，内踝前部痛，膝内侧部痛，大腿内侧部痛、转筋，阴器功能丧失。若伤精则阳痿不举，伤于寒邪则阴器缩入，伤于热邪则阴器挺长不收。

肝经病变时可见**口干，口苦，有黑眼圈，目倦神疲，眼睛干涩，视物模糊，迎风流泪，面色白，情志抑郁，胸胁胀痛，眩晕，血压不稳，易怒冲动，易惊，皮肤萎黄，易倦乏力，前列腺肥大，月经不调，乳房疾病，小便黄，性冷淡，下肢无力等**。

（13）督脉

《素问·骨空论篇》:“督脉为病，脊强反折”,《灵枢·经脉》:“其络脉病：实则脊强，虚则头重。”

督脉病变主要表现为**腰脊僵痛，头痛头重以及神志疾病，此外，脑转耳鸣，眩晕，眼睛看不见东西，身体无力，嗜睡等**也多由督脉病变引起。

（14）任脉

《素问·骨空论篇》:“任脉为病，男子内结、七疝，女子带下、瘕聚”,《灵枢·经脉》:“其络脉病，实则腹皮痛，虚则瘙痒。”

任脉病变时主要表现为**泌尿生殖系统疾病和下腹部病痛，如带下、不孕、少腹疼痛、月经不调、阳痿、早泄、遗精、遗尿、男子疝气、女子盆腔肿块等**。

人的身体是一个很奇妙的复杂体，日常生活中大部分人都处在一个亚健康状态，当我们无数次地去医院检查时，医生告诉我们，所有的指标都在正常范围内，这时我们会感到很轻松，以为自己没有疾病，殊不知即使如此我们可能离疾病也不远了。我们身体上四通八达的经络系统无时无刻不提醒我们，告诉我们身体哪些部位出现了问题，但可惜的是，现实生活中很少有人去重视经络异常在我们身体上的表现，如果你能对那些不经意间的发现加以重视，并及时纠正的话，就可以避免一场大的疾病。

曾经有一位三岁的小女孩，不明原因便秘三年，其父母跑了很多医院，虽然经过治疗有一定的缓解，但是过不了多长时间就会再次复发，对此医院也束手无策。一次不经意间其母亲发现孩子的大拇指的背侧根部到手腕部之间有一条长长的结节，位于皮下，表面跟正常皮肤颜色一样，按之较硬，推起来也可以活动，不痛不痒，因此没有太在意。有一次因为孩子便秘再次就医时就告诉了医生，医生并没有多说什么，就让孩子父母带着孩子去推拿科做推拿，当时他们很不理解，但还是按照医生的吩咐去做了，儿科的推拿医生在小儿结节部位，也就是大肠经，沿着经脉进行推拿，经过几次推拿后，结节慢慢消散了，而这个三岁的小女孩开始腹泻，大概一天 3 ～ 4 次，腹泻几天后，大便一天一次，从那以后小女孩再没有因为便秘来医院就诊。

还有一位三十多岁的男性患者，主诉为腰痛，来医院就诊时发现他的鼻根部有脓疙瘩，问诊后得知患者平时经常流鼻血，鼻子经常上火，不是起脓疹就是流鼻血，后来经过经络诊查我们发现在他手背大鱼际桡侧有一个花生豆大小的结节，经过经络推拿以及针灸等方法，患者流鼻血等症状明显减轻。可见如果日常生活中多了解一下经络，不仅可以让我们及时发现和治疗疾病，还可以明显提高我们的生活质量，避免很多不必要的痛苦。

第三章　经络的梳理

经络需要梳理。

经络梳理的方法有很多：音乐、食物、药物、运动、推拿、砭石、针灸、磁疗都具有适宜的技术，经络之气还有随时间依次流注的特性，综合运用这些技术和方法，刺激经络、穴位，能激发人体经气，达到通利经络、调和气血、增进健康的目的。

第一节　经络与音乐

人类生活如果没有音乐是不可想象的，尤其是对于人的情感世界来说，音乐与空气和水一般的重要。音乐是人类发展史上创造出的最伟大的精神财富之一，音乐以其独特的形式反映了人类的精神世界，音乐不仅能给人以美的享受，而且还能通过心理、生理的多重作用，影响人的心身健康，具有独特的养生功能。真正的音乐一定是最贴近生命本质的声音。

用音乐来养生，是通过运用丰富而有序的声音组合体来满足人的听觉感性需要和内心感受需要，以达到保养生命、预防疾病、保持身心健康的目的，是一门涉及音乐学、心理学、医学、哲学、美学等多门学科的综合性科学。

1. 溯源

上古时期，“乐”和“药”的字样就曾出现于甲骨文和金文当中，繁字体分别写作樂（乐）、藥（药），说明了古人在很早以前就已经了解并体验到了音乐与药物治疗之间所存在的相互互通的自然关联性。

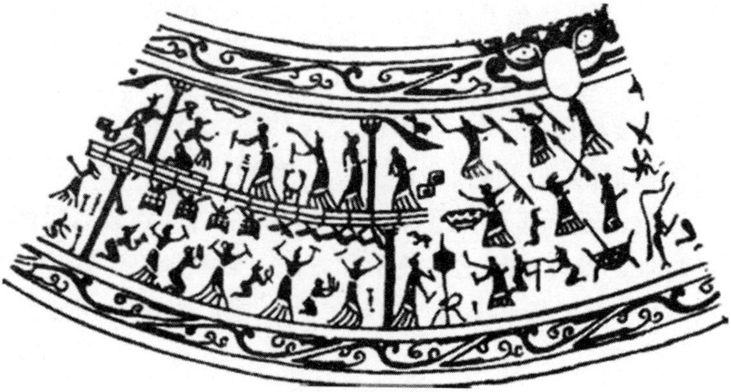

远古时代的音乐治疗

相传汉元帝为太子时因久居深宫，患了神经衰弱症，最后就是请太医用音乐配合针石之术治好的。

孔子、庄子、荀子、韩非子等古代先贤，也对音乐养生有自己的独到见解，如孔子提倡音乐应“中声以节”；庄子提倡的“无听之以耳，而听之以心；无听之以心，而听之以气”的精辟论述，其实已涉猎了音乐欣赏的内容；荀子提倡礼乐治人、治国的观点；《礼记·乐书》云：“致乐以治心，耳目聪明”。提示中国古人利用音乐调理身心由来已久。

自唐宋以来，音乐空前繁荣，音乐的养生和治疗作用已被普通大众所知晓和接受，而利用音乐治疗疾病在这一时期得到了广泛应用。

深谙乐理的伟大诗人白居易在诗篇中就有很多关于音乐养生

的诗句，如《好听琴》云：“本性好丝桐，心机闻即空，一声来耳里，万事离心中；清畅堪销疾，恬和好养蒙，尤宜听三乐，安慰白头翁。”

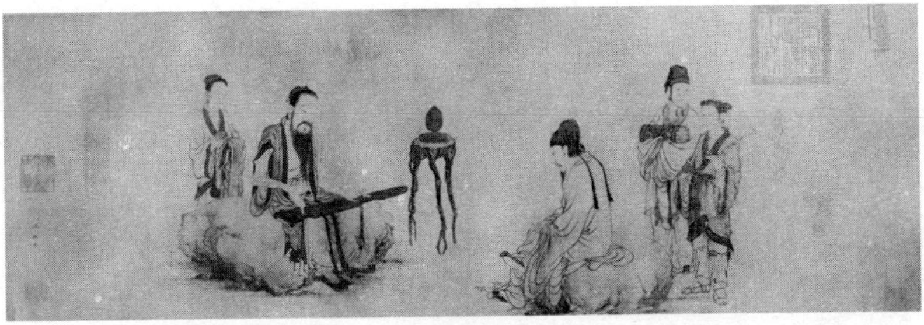

伯牙鼓琴

据《欧阳文忠公集》中记载，北宋大文豪欧阳修曾因忧伤政事，形体消瘦，屡进药物无效，后来，孙道滋以“宫声数引”治愈了“幽优之疾”，为此，欧阳修深有感触地说：“用药不如用乐矣”，这可以算是我国历史上以音乐治病的典范事例之一。

“金元四大家”之一张子和善用音乐治病。如在《儒门事亲》中载“以针下之时便杂舞，忽笛鼓应之，以治人之忧而心痛者”等，他还提出“好药者，与之笙笛”，提倡学习乐器，以提高音乐素养来冲淡疾病的痛苦。

至明清时期，音乐疗法得到了进一步的发展，医家对音乐治病的机理研究有了进一步的认识，如明代的张景岳对音乐疗法推崇备至，并对其治病机制研究颇深，他在《类经附翼》中对音乐疗法有专篇《律原》进行论述，提出音乐“可以通天地而合神明”；明代龚居中提出“歌咏可以养性情”；清代名家吴师机尤其重视音乐疗法的作用，他在《理论骈文》中赞曰：“七情之为病也，看花解闷，听曲消愁，有胜于服药者矣”；清代医书《医宗金鉴》

在总结先人经验的基础上，进一步深入地将如何发五音、五音的特点与治病的机理作了详细的描述。由此可见，音乐养生在中医历史上可谓成就灿烂，源远流长。

在西方，音乐养生也有悠久的历史。古埃及人把音乐称做灵魂的医学，他们通过巫医来治病，除了给病人服用药物之外，还经常采用一定的仪式，先对病人手舞足蹈一番，口中念念有词，并哼唱着一些怪异的曲调，而这种曲调不仅起着暗示的作用，也会使病人的内心得到极大的安慰，心情变得舒畅，病情便会趋于好转。

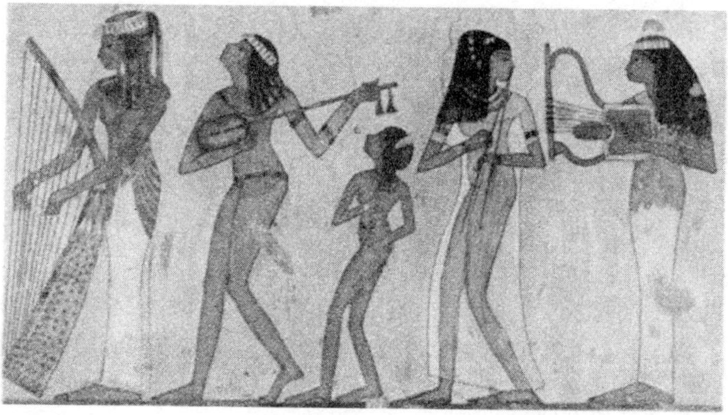

古埃及人的音乐治疗

古希腊人也很早就将健康和音乐联系起来，他们所崇拜的太阳神阿波罗就是主宰健康和音乐的神，他们将情绪的净化看作是精神治疗的重要过程，而完成这一净化过程则是通过一些带有剧情的表演配合音乐的演奏来实现的。

大卫的竖琴曾安抚了所罗门王忧郁不安的情绪，巴赫的戈德堡变奏曲治愈过凯瑟林伯爵的失眠症。

此外，音乐还可以益智，伟大的科学家爱因斯坦有这样一句名言："我的科学成就很多是从音乐启发而来的。"诺贝尔奖获得者奥地利著名物理学家薛定谔也曾说过："音乐启发了他的智慧，每当他在科学研究工作中，遇到难题时，就通过欣赏音乐，从中获得启迪。"

西方对音乐在医疗临床价值上的研究是从20世纪后才开始的，特别是留声机的诞生，使得人们可以将音乐录制下来并进行反复播放，这种现象促使后来的音乐可以广泛地被应用在临床的治疗过程中，并更加方便地被人们所使用。

此后，一些医院便试图利用音乐来减轻病人在睡眠、外科手术等过程中的紧张和焦虑感，达到某种麻醉和止痛的效果。

据相关资料记载，第一次世界大战中，音乐疗法就已经被用来帮助那些肢体受伤的士兵恢复肌肉和关节功能。

第二次世界大战期间，美国的野战医院里，医疗和生活条件都十分简陋，许多伤兵的情绪消极烦躁，手术引起的感染率和死亡率也不断攀升。有位医生想出了一个办法，就是用留声机来播放一些士兵们熟悉的家乡歌曲，意想不到的是，伤兵们在听到这些歌曲之后，情绪开始逐渐稳定下来，更加令人意外的是，因手术导致的感染率和死亡率也随之下降，甚至连愈合期也明显的缩短了。这一现象得到美国国防部的高度重视，开始将其推广于各野战医院，并取得了很好的医疗效果。

战争结束后，很多医院开始雇用音乐家来参与治疗工作，美国的医生们也开始认真地研究音乐对人体健康的作用，并在1944年和1946年，先后建立了专门的音乐治疗课程，用来训练专业的音乐治疗师，于是音乐治疗作为一门新兴学科诞生了。如今音乐时时伴随在我们的身旁，音乐治疗更成为一种前沿时尚。

如：

爱美女性在做美容时，美容院通常都会播放一些曲调温婉柔和、能催人入眠的乐曲，为的就是可以使每一位顾客都能缓解一天的疲劳，心情得到放松，养精蓄锐。

很多中小学校的课间铃声已不再是以往嘈杂的“铃铃铃”的响声，取而代之的是一些愉快、欢畅的小乐曲，给学生营造一种开心、快乐的氛围，让学生抛开烦躁、恐慌，让他们高兴地上课，开心地下课，时刻保持一种愉悦的心情。

孕妇在怀孕期间，经常会选择一些适当的音乐来刺激胎儿的行为活动，这样做的目的一是可以稳定孩子的情绪，二是可以对孩子进行听觉上的培养和训练。

2. 音乐养生机理

（1）现代医学的观点

人体的生命活动，比如心跳和呼吸，有着自己的节奏与频率，音乐也是如此。所以当人的生理节律和外界声音吻合时，两者就会产生共鸣。物理学研究认为，音乐之所以区别于噪音，在于它是由周期性振动的声源发出的，其声波的图像是周期性的曲线。

人的大脑就像一个“指挥中心”，每天接收和处理从眼、耳、皮肤、躯体、内脏等处来的千万个信息。大脑的两个半球的功能是不对称的，大脑左半球是语言优势半球，里面有语言中枢，并擅长逻辑思维；而音乐、美术和空间知觉辨认系统在右半球，被称为“音乐脑”。如果能经常“换换脑子”，让大脑右半球皮质兴奋，而让大脑左半球处于相对抑制状态，将提高大脑左右半球处理信息的能力。

音乐之所以能调节人的情绪，是因为脑干网状结构接受了音乐刺激后，在促进大脑皮层觉醒的同时传给外周神经，从而提高和增进了肌体活力，使人精神焕发，消退低落的情绪。音乐能改善大脑功能，协调大脑左右半球，对提高智力，特别是对发展儿童的智力尤其显著。音乐能影响人格，人格成长中情感培养是最重要的方面，音乐包容了人类情感的各个方面，能有效地铸造人格。音乐有着强烈的冲击力，能对心脏和呼吸产生积极的作用，解决压力，放松身体，帮助人们远离沮丧和焦虑。

（2）传统医学的观点

✧ 藏象理论中的音乐养生

《素问·阴阳应象大论篇》中将五音角、徵、宫、商、羽分属木、火、土、金、水，通过五行理论，将五音与五脏相通，建立“五脏相音”学说，即宫声入脾、商音入肺、角声入肝、徵声入心、羽声入肾。

五脏	肝	心	脾	肺	肾
五音	角	徵	宫	商	羽
五志	怒	喜	思	忧	恐

在中国古代的《左传》《国语》《管子》等史籍中，也可看到五音与阴阳五行的关系，且具有五行的相生、相克的属性。

徵生宫、宫生商，商生羽、羽生角；羽属水，角属木，它们之间于调式上为主属关系，此为相生；而商、角分别属金、木；徵、羽分别属火、水，均为大二度，系不协和音程，在传统音乐中属相克。

音乐的内蕴是以人的情感为轴心的，古人就将五音各调所发出的精神效应进行归类：“宫音和平雄厚，庄重宽宏；商音慷壮哀郁，惨怃健捷；角音圆长通澈，廉直温恭；徵音婉愉流利，雅而柔顺；羽音高洁澄净，淡荡清邈。”

由五音的精神效应所决定，故“闻宫音，使人温舒而广大；闻商音，使人方正而好义；闻角音，使人恻隐而爱人；闻徵音，使人乐善而好施；闻羽音，使人整齐而好礼。”

“五脏相音”在音乐养生中具有重要意义，正如《黄帝内经》中所指出，宫为脾之音，大而和也，叹者也，过思伤脾，可用宫音之亢奋使之愤怒，以治过思；商为肺之音，轻而劲也，哀者也，过忧伤肺，可用商音之欢快使之高兴，以治过忧……，这也就是说，属本脏之音均可用于治疗本脏病，当然我们还可根据五行生克的规律，用于治疗他脏之病。

五脏	肝	心	脾	肺	肾
五行	木	火	土	金	水
对应五音	角	徵	宫	商	羽
虚证选音	角	徵	宫	商	羽
实证选音	商	羽	角	徵	宫

一般说来，宫调式和徵调式色彩明亮，具有健脾、养心的作用；

羽调式和角调式色彩上较暗淡，具有补肾、舒肝的作用；

商调式介乎两者间，可使人感欣慰而有清肺之功效。

因此根据不同的病情，依据五行学说选用适当的音乐可获得较好养生效果。

✧ 经络理论中的音乐养生

音乐与经络两个名词，可能对很多人来说，认为是风马牛不相及，但从经络角度来看，他们之间是直接联系的。

音乐通过人耳传入大脑。古代医学名家王清任在《医林改错》中明确指出:“两耳通脑，所听之声归入脑”。耳司听觉，声音是由耳传入。人体十二条经脉中，分布于耳及脑的五条，分别是足少阳胆经、手少阳三焦经、手太阳小肠经、足阳明胃经及足太阳膀胱经五条经脉。同时，上述五条经脉与全身其他各经络还有互相交接的关系，因此，欣赏音乐是能够直接对人体经络系统产生作用的。

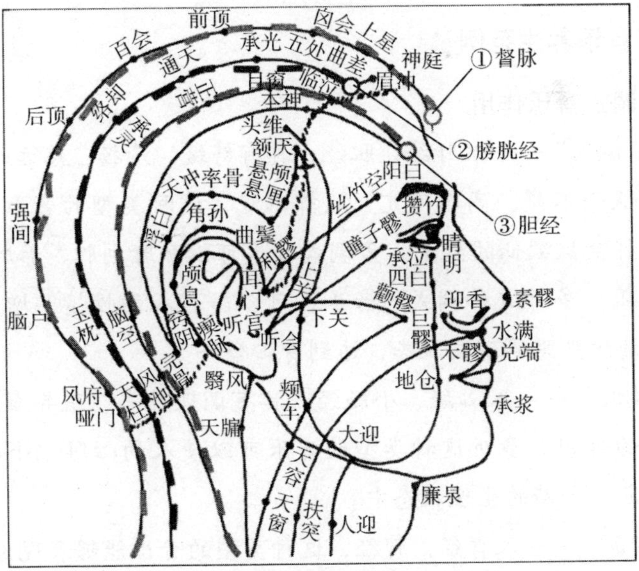

耳部经络分布

《史记·乐书》载:“故音乐者，所以动荡血脉……故宫动脾……商动肺……角动肝……徵动心……羽动肾”。

《灵枢·邪客》云:“黄帝问于伯高曰:愿闻人之肢节,以应天地奈何?伯高答曰:天圆地方,人头圆足方以应之。天有日月,人有两目;地有九州,人有九窍;天有风雨,人有喜怒。天有雷电,人有音声;天有四时,人有四肢;天有五音,人有五藏。天有六律,人有六府……”

乐书的描述,更是明确了音乐的功能是引起脏腑经络共振,即“动荡血脉”。我们平时听音乐,常常感觉到喜怒、忧悲等七情变化,这些变化产生于身体气血阴阳的变化。五音对应五脏,六律对应六腑,没有脏腑经络共振,是不会产生脏腑气血阴阳的变化的。

3. 音乐养生范例

各调式音乐作用

“角调式”——入肝经、胆经,具有舒缓、清扬、悠远的情怀,其声音低而不壅、高而不亢、延绵不绝,这种类型的音乐会使人产生一种飘飘欲仙的感觉。角调式音乐可以疏肝利胆、养肝明目、平稳血压,多听这种调式的音乐,可以转移人的性情,增强人的神气,消除失眠等不良状态,达到身心合一。

“徵调”——入心经、小肠经,具有调理神志、疏导血脉、祛毒疗伤的作用。多听这种类型的音乐可以使人的心脏、小肠处于相对稳定、和谐的生理状态中。

“宫调”——入胃经、脾经,这种类型的音乐能够表现出深沉、平缓、厚重的情感,会给人带来一种触不可及但却又非常踏实的感觉。

“商调”——入肺经、大肠经,具有浑厚、清脆、委婉的情感,这种类型的音乐所产生的声响效果，震天动地、气势磅礴、激昂慷慨，多听商调式的音乐能够扩充人的肺腑，增加肺活量。

“羽调”——入肾经、膀胱经，能够利肾、益肝，多听这种类型的音乐可以增强人体肾脏功能，刺激肾上腺素的分泌，具有一定的排毒功效，从而协调免疫功能，达到心志畅通、延长寿命的作用。

我们还可以用几个例子来做一下简单的说明：

老年人记忆力减退的症状，经常表现为对身边事物选择性的“健忘”，多因心气、血气、脾气亏损所致，常表现出疲乏、困倦、心慌、耳鸣等，我们可以试着让其听一些乐曲如《流水》——旋律时而深沉、浑厚、通畅，似清澈、安静的流水，冷冷清清；时而层峦叠嶂、绵延不断，似潺潺的细流。多听这种以宫、羽调式为主的乐曲，或者播放一些患者平时就很欣赏的、能唤起他们心底美好记忆的音乐，这样也有助于病情的减缓。

饮食不规律的病人，明显是消化系统功能不良造成的，相应的也会引发出各种感染性疾病的产生。对于有这种症状的病人，我们可以选用一些像《霓裳曲》这类旋律曲调温和、古朴、淡雅，能够安稳情绪的音乐来促进他们的饮食，从而起到开胃醒脾、增加食欲的作用。此外，我们还提供了一些常用的音乐处方，供大家使用。

功效	乐曲
催眠类	《二泉映月》《平湖秋月》《烛影摇红》《军港之夜》《杨翠花》《出水莲》《春思》《银河会》《仲夏夜之梦》

续表

功效	乐曲
镇静类	《塞上曲》《春江花月夜》《平沙落雁》《高山流水》《仙女牧羊》《西江月》《小桃红》
舒心类	《喜洋洋》《春天来了》《渔舟唱晚》《啊，莫愁》《悲痛圆舞曲》
消除疲劳类	《娱乐生平》《步步高》《狂欢》《彩云追月》《金蛇狂舞曲》
激发灵感类	《广陵散》《平沙落雁》《渔樵问答》《帝舜楚辞》等
增进食欲类	《花好月圆》《欢乐舞曲》《飞花点翠》《河南筝歌》等

第二节　经络与药、食

自古以来，中国就非常重视选用食物与药物来保养身体、防治疾病和延缓衰老。

药物和食物一样，具有四气五味、升降浮沉和归经的特殊属性，不同的药物或食物起着不同的作用，根据功效大致可以分为补气、理气、补血、化瘀、补阴、补阳、安神、健胃消食、温里散寒、平肝息风、祛痰利水、清热解毒等类别；又可根据药、食的归经将其分为十二经脉调养药物。

古人在长期实践中积累了丰富的知识和宝贵经验，逐渐形成了一套具有中华民族特色的饮食和药物养生理论、方法，在保障人民健康方面发挥了巨大作用。

1. 溯源

在传统的养生保健方法中，利用药物和饮食强身健体、预防疾病是一项重要的内容，且历史悠久。

✧ 早在商代甲骨文中，就发现了当时一些有关食疗的记载，如甲骨文中有“疛（小腹病）用鱼”。现今食疗方“砂仁鲫鱼”就是根据这一记载研究创制的。

《汤液经》中记载：“调和之事，必以甘酸苦辛咸，先后多少，其齐甚微，皆有自起。”这里明确指出，在烹饪菜肴时，对调味品谁先放入和谁后放入都必须要有一个规范，才能烹调出美味可口的菜肴来。

《素问·血气形志篇》载：“经络不通，病生于不仁，治之以按摩醪药。”其意即：经络运行不畅，病患大都是肌肤麻木不仁，治疗宜用按摩和药酒。由此可见在很早之前，我国古代医学家就用药酒来治疗疾病了。

《神农本草经》是我国最早的一部中药经典著作。书中共收录药物 365 种，以上、中、下三品分类，上品药以强壮补益为主，多属养生、保健的药物；中品药以补虚扶弱、祛邪抗病为主；下品药以祛邪、攻邪为主；中下两品多属治病愈疾的药物。

《神农本草经》中具有延年一类功效的药物较多，共有 38 种，如“紫芝，味甘、温，治耳聋、利关节、保神、益精气，坚筋骨，好颜色。久服轻身，不老延年，神仙。”从神农尝百草，开创“药食同源”，我们的祖先在长期寻求与选择食物的过程中，发现某些动植物既可作为食物来果腹，又能作为药物来防病治病，从而有了食疗的“萌芽”。

✧ 汉代的张华，撰《博物志》十卷，在该书中记述了一些抗老化药物，如“太阳之草，名曰黄精，饵而食之可以长生。”（《博物志》卷十）。东汉末年的著名医学家张仲景研制肾气丸（《金匮要略·血痹虚劳篇》），成为后世补肾抗老化的祖方。此外，东汉的华佗、晋代的葛洪、南朝的陶弘景、唐代的孙思邈等古代大医都有利用动植物养生保健的方法。

✧ 随着时代的发展，医疗经验日益丰富，医学理论得到了空前提高，至唐代，通过药物和食物延缓老化的方法逐渐成熟。《新修本草》一书，是我国历史上由政府颁发的第一部药典，也是世界上第一部国家药典。全书共五十四卷，收载药物850种，其中有明确强身延寿作用的药物计有235种。在书中记载具有健脾养胃作用的药物有109种，如白术“消食，消痰水，益津液，暖胃，消谷，嗜食，久服轻身，延年，不饥”。书中记载有补肾作用的药物116种，肾气的盛与衰，不但关系到人的寿命，而且对人的成长发育和老化亦有重要作用。此外，本书对食疗学也有着极大贡献，它对禽兽、虫鱼、果菜、米的食疗作用进行了详细阐述，对其功效做了说明。

✧《太平圣惠方》是宋代王怀隐等编写的方书，载方16834首，其中药物养生的内容颇多，如“神仙方疗”谓“复性命之根源，益精气之户牖，倘永专于服饵，可自得于神仙。”书中还记载了28种食疗法。如糖尿病用牛乳，杏仁粥可治疗咳嗽等。《圣济总录》是北宋末年在《太平圣惠方》的基础上，广泛收集当时民间的药方，结合“内府”所藏的秘方，加以整理而成的。全书共200卷，载方近2万个，共分六十余门，是当时一部既有理论又有经验的巨著，书中有许多养身治病的药方，既有内服方又有外用方。

如《圣济总录》载泰山下一老父神枕方，内有白芷、肉桂、干姜、秦椒、藁本等32种药物，据说有白发更黑、齿落更生、延年益寿之效。

✧ 明代是养生中药发展的鼎盛时期，也是内容创新最多，发展速度最快的时期。李时珍著《本草纲目》，书中载有“耐老、增年”的药物共237种，“轻身”“益寿”“延年”的医方约三百九十多首，长寿案例数十则。

如载有久服枸杞、地骨皮令人长寿案例：“昔有异人赤脚张，传此方于猗氏县一老人，服之寿百馀，行走如飞，发白反黑，齿落更生，阳事强健。”说明久服补肝肾，强筋骨，益精血，可以延缓老化。

✧ 至清代时，有关中药养生的理论有了进一步的阐述，具体方式方法日趋完善。赵学敏著《本草纲目拾遗》，书中所载921种药物中，具有补益健身的中药约有90种，但比较明确记载“食之延年”“益寿轻身”的中药约40种，有些是首次收载，如补肾助阳作用的冬虫夏草、鹿胎、海龙、鲍鱼、海参等，至今在临床上仍有很高的实用价值。从清代宫廷医疗经验的研究中，发现有很多延缓老化的方剂和用药经验，历代帝王中，高寿者屈指可数，而乾隆皇帝终年89岁，名列第一，究其原因，除弯弓习武外，与经常服用补益增寿方药亦有关，其常服方有龟龄集、秘授固本仙方等。服用药酒补益增寿，是清宫医疗的又一特色，乾隆皇帝益寿方颇多，而酒剂竟占一半，如椿龄益寿酒等；慈禧常饮夜合枝酒，也是疗疾与益寿并行之补酒；身体虚弱的光绪帝也不时饮上一小杯葡萄酒作为佐餐补益。总之，清代有关中药养生的著述颇丰，不胜枚举。

✧ 延至近现代，各大城市之有名中药店如北京同仁堂、杭州胡庆余堂等均有自制保健成药，如首乌延寿丹、八仙长寿膏、葆春膏、长寿药酒等，供人们延缓衰老之用，在国内外享有盛誉。药物养生和饮食养生是相辅相成的，不少药物可当饮食，饮食亦

3. 药物和饮食防治举例

（1）十二经脉的药物调养

药物的归经，即药物作用的定位。归，即归属，指药物作用的归属；经，即人体的脏腑经络。就是把药物的作用与人体的脏腑经络密切联系起来，以说明药物作用对机体某部分的选择性，从而指导临床的辨证用药和预防保健。

归经是古人在长期临床实践中认识到某种药物对某些脏腑、经络的疾病具有特殊的治疗效果，总结出来的一种用药规律。

如肺经有病时，常有咳、喘、痰症状，杏仁能止咳平喘，说明杏仁归入肺经；肝有病时，胁痛或不适为其主要表现，用青皮能治胁痛，说明青皮归入肝经等。

在我们的日常养生保健中可以根据药物的相关归经属性，再结合自身实际情况，制定自己独特的保健饮食。

人体十二经脉药物归经及药膳调养表

经脉名称	归经药物	功效	药膳举例
手太阴肺经	人参、黄芪、党参、山药、黄精、仙鹤草、西洋参、冬虫夏草等	补益肺气	**黄精煨肘** 原料：黄精9克，党参6克，红枣5颗，猪肘750克，姜15克，盐、味精各适量。 做法：首先，将猪肘除净毛，刮洗干净；黄精切成薄片，党参切成节，同用纱布口袋装好扎口，红枣择色红、圆润、无虫蛀者；姜洗净，拍破。然后，将以上药物和食物同放入砂锅中，加入水适量，置武火上烧沸，打去浮沫，移文火上继续煨至汁浓，猪肘熟烂为止。最后，在起锅时，除去药包，加入盐、味精，将肘、汤、红枣同时装碗即成。 功效：补脾润肺。适用于脾胃虚弱、饮食不振、肺虚咳嗽、病后体虚等
	贝母、桔梗、胖大海、竹茹、黄芩等	清热化痰止咳	

续表

经脉名称	归经药物	功效	药膳举例
手阳明大肠经	火麻仁、杏仁、松子仁、郁李仁等	润肠通便	**苏麻粥** 原料：苏子、麻仁各 15 克，糯米适量。 做法：上述三种原料共煮粥。用法：早晚各服食一小碗。 功效：理气，通便。适用于气滞引起的便秘
足阳明胃经	山楂、神曲、麦芽、稻芽、莱菔子、鸡内金、砂仁等	消食导滞	**砂仁黄芪猪肚** 原料：砂仁 6 克，黄芪 20 克，猪肚 1 个。 做法：猪肚洗净，将砂仁、黄芪装入猪肚内，加水炖熟，调味食用。 功效：益气健脾，开胃消食。适用于脾胃虚弱之食少便溏、胃脘疼痛等
足太阴脾经	白术、山药、茯苓、党参、大枣、太子参、黄精、甘草、芡实等	健脾益气	**益脾饼** 原料：白术 30 克，干姜 6 克，红枣 250 克，鸡内金 15 克，面粉 500 克，菜油、食盐各适量。 做法：将白术、干姜用纱布包成药包扎紧，放入锅内，下红枣，加水适量，先用武火烧沸，后用文火熬煮 1 小时左右，除去药包和红枣的核，把枣肉搅拌成枣泥待用。将鸡内金粉碎成细末，与面粉混合均匀，再将枣泥倒入，加盐、水适量，和成面团。将面团分成若干小团，做成薄饼，在锅内放入菜油，用文火烙熟即成。 功效：健脾益气，开胃消食之功。适用于食欲不振、食后胃痛、慢性腹泻、慢性胃肠病等

第三节　经络与运动

什么是经络运动？

其实，日常生活中，很多生活习惯使我们自觉或不自觉地在长期运动和锻炼着自己的经络：

梳头会让我们感到头脑清晰；不管是热水洗脸还是冷水洗脸，或是用手干洗脸，都能使人感到清新、愉快、消除疲劳；洗脚和洗澡也是很好的运动，结束后感觉全身细胞都活跃起来。就连日常生活中适度地走路和家务劳动也能让人浑身轻松。

经络运动，简单来说，就是通过各种肢体的活动锻炼我们的经络系统。

1. 溯源

《灵枢·本藏》所述“经脉者，所以行气血而营阴阳，濡筋骨，利关节者也。”

经络既是一个运行气血、输布营养的循环系统，又是一个濡润筋骨、滑利关节的运动系统。我们的肌肉、韧带、关节等运动器官都需要经络的濡养，就像一台机器要顺畅的进行工作，每一个环节的零部件都需要源源不断的动力以及各部之间的润滑。

经络把气血、津液输送到身体的各个部位，使脏腑协调、气血旺盛、阴阳平衡，就像发动机产生动力后输注给各零部件，各部分协调驱动进行运转。如果经络的活动功能低下或失调，势必导致机体精、气、神的紊乱或衰退，抗病能力降低。正如日常生活中所见，凡是缺乏运动锻炼的人，常发生头痛、失眠、感冒、便秘、痔疮、下肢静脉曲张等疾病，身体素质也较差。而经络失于运动便是其中一个重要原因，就跟机器长时间不运转，就会生锈老化是一个道理。

✧ 中国古代，运动形式多样。运动养生，一般包括在“导引按跷”范畴内，以天人相应观、整体恒动观、形神相因观的中医理论为基础，以形神共养、动静结合为指导原则，融合了多种文化元素（释、儒、道、医家），哲学、医学背景是其发展的重要因素。

✧ 运动养生方法的历史演变由最原始的巫舞到导引行气、气功与现代的健身气功几个阶段。既有体动（肢体运动），又有气动（呼吸运动）、抚动（按摩运动）与意动（意念运动），其表现形式除太极拳、五禽戏、易筋经、八段锦等缓慢、柔和、轻盈典型运动特征的养生方式外，还有鸣天鼓、梳头、叩齿、明目、提肛、摩腹等杂糅于导引、按摩等领域的以微运动或局部运动为特征的诸多养生方式。

✧ 我国传统养生运动在形成之初，就非常重视动以养形。春秋战国时期的思想家、养生家庄周就十分重视动以养形。他在《庄子·刻意》中指出：“吹呴呼吸，吐故纳新，熊经鸟伸，为寿而已矣。”之后，《吕氏春秋》也强调要动以养形，指出：“流水不腐，户枢不蠹，动也。形气亦然，形不动则精不流，精不流则气郁。”三国时期的名医华佗亦极力提倡用运动来锻炼身体，养生保健。他模仿了虎、鹿、熊、猿、鸟的动作特点，创编了“五禽戏”，作为人们锻炼形体的手段。唐代著名医学家、养生家孙思邈也大力提倡行气、导引用以治疗疾病，增进身体健康。宋代养生家蒲处虔还根据前人的导引术，改编了一套动以养形的练身法，叫作“小劳术”，他在《保生要录》中说：“养生者形要小劳，无至大疲”，强调形体运动要适量。到了明清时期，以动养形的观点又有了较大的发展，主张通过适量的形体运动来强身健体、延年益寿，认为形体锻炼既不可太过，也不宜不及，以适量为度。

因此，运动对于维护机体的生理平衡和防病保健具有十分重要的意义。凡举散步、慢跑、球类活动、交谊舞、体操、武术、气功、太极拳以及保健按摩等，无一不是在运动经络，均为增强体质、防病保健的有益活动。就是久坐之后的各种肢体活动，如打呵欠、伸懒腰，也能起到运动经络的作用。从即时作用来说，可以舒展经络、促进气血流通、消除疲劳、提高工作效率；从长远效应来看，可以增强体质、防病保健。基于此，日本有的厂矿企业常常在工人们工作疲劳之时，播放一些打呵欠、打呼噜的声音，目的不在于催眠，而在于让人们产生条件反射，跟着打哈欠、伸懒腰，甩胳膊动腿，活动筋骨，提高工作效率，真可算是别出心裁。

2. 运动养生的作用

运动经络对于中老年人来说尤为重要。中老年人肾气虚衰，机体相对处于下虚上实状态。通过练功、打拳，可以疏调经络，引气下行，使气贯丹田。如此则上焦得以疏调，下元得以充实，上下气机畅通，脏腑气血调和。

中老年人坚持运动，可以疏经通络，行气活血，促进血液循环，预防心脏病和动脉硬化的发生。另外，还能通利关节，强筋健骨，防止肌肉萎缩和关节强直、肥大、增生，保持动作的灵活、矫健。

那么，运动又是怎么起到疏通经络作用的呢？

（1）祖国传统医学机理

中医学认为人体是一个整体结构，运动中的每一招每一式，都对相应的脏腑有调理作用，或三焦，或脾胃，或肝肾等，并通过调身、调息、调心等方法，来调整整体精、气、神的和谐统一，使身心融为一体，营卫气血充盈，百脉通畅，脏腑和调，从而实现通经活络。

中医认为，“肺心有邪，其气留于两肘；肝有邪，其气留于两腋；脾有邪，其气留于两髀肾有邪，其气留于两腘。”

运动的原理与此甚为符合：

①手臂的屈伸有助于对肘部的刺激，从而起到畅通心肺经络的目的。

②躯体运动不仅可以刺激命门和任督二脉，以达到固肾壮腰之功效，而且有利于抒发气机，消除胸闷，并能疏理肝气，治疗胁痛。另外，根据“脾主升清，胃主降浊”的原理，运动还能够牵拉腹腔，对脾胃肝胆起到很好的按摩作用，有助于消化吸收。

③下肢运动则可刺激足三阴三阳经，以达调节脾胃、疏肝利胆和固肾健腰之目的。此外，中医认为五脏有疾当取十二原，原穴很重要，十二经络的原穴大部分分布在腕关节和踝关节附近，活动手足，如旋腕等动作，就可以起到刺激原穴、畅通经络、保健身心的目的。

（2）现代医学生物学机理

现代生理学一般认为，运动能通过神经反射作用锻炼循环系统、呼吸系统、肌肉系统等。

殊不知和针灸、按摩一样，运动是一种更为天然的经络锻炼。由于十四经脉本身就属于深藏在肢体从皮肤至肌肉之中的一种复杂立体结构。每当运动时，相关的经络结构必然要受到因肌肉收缩而引起的热和代谢产物的化学刺激而更加活跃起来，再通过经脉所持有的能量传导作用，使全身的经络更好地发挥其行气血，营阴阳的作用，使五脏六腑、四肢百骸的功能更加协调。

①改善微循环，提高“氧”用率。有研究表明，运动过程中能发生良好的通气效率是在没有心血管紧张的情况下进行的。这种良好的通气效率表现在人体耗氧量降低。对于长期进行运动的人，特别是中老年人，在肺活量和最大通气量两项指标上均显著优于普通人。人体各器官、系统的功能变化主要是在神经系统的调节下进行的，神经系统是人体内起主导作用的调节系统。

②缓解精神紧张，调整身体机能。人体的活动几乎都要由大脑皮质细胞的指挥来完成，神经系统也是最容易产生疲劳的系统。其主要原因是大脑在工作时大量冲动往返于皮层相应细胞，神经细胞长期兴奋导致“消耗”增加，又未能得到及时的“补偿”，从而使某些神经中枢出现疲劳。这种“消耗”的“补偿”是有条件的，需要疲劳的神经中枢发生抑制，如睡眠就是神经中枢的一种保护性抑制。然而，在神经细胞长期兴奋引起失眠的状况下，睡眠也就失去了意义。根据神经活动的兴奋过程与抑制过程的同时诱导关系，运动是排除其他思绪的干扰，精神贯注于动作。此时，大脑皮层的运动神经中枢和第二信号系统处于高度兴奋状态，其他神经中枢区域处于保护性抑制的“安静”状态。首先大脑神经要松静下来，继之肌肉、骨骼、内脏器官等在意识上也要消除拙力，全身心地投注于运动。

③增强人体免疫系统功能。国内有学者研究表明，经常练习太极拳的人，可以使辅助性T细胞的升高幅度大于毒性细胞，两者细胞比值升高，自然杀伤细胞的百分比及活性升高，免疫功能就增强。另外，运动系统的训练增进了人左右大脑的平衡和协调

功能，随着年龄的增长，自主神经系统的交感神经功能逐渐增强，而副交感神经功能逐渐减弱。运动锻炼使老年人自主神经系统的交感神经和副交感神经的平衡向副交感神经占优势的方向转移。

3. 生命在于运动

既然运动能发挥这么大的作用，那么，如何选择合适的运动方法，最大化的起到疏通经络、锻炼经络的目的，就显得尤为重要了。

想必大家都见过这样一幕，清晨的公园，一群中老年人在一起打太极。太极就是中国传统的健身功法，同类的，还有“八段锦”“五禽戏”“易筋经”“六字诀”等，这些都是中华文化的宝贵财富，不仅有利于人们的身心健康，同时对于预防疾病等也具有显著功效。

随着经济的增长和社会的进步，人们的养生观念逐渐加强，传统的健身功法也逐渐成为人们健身的一种方式，下面就来介绍一些适合普通大众的习练运动。

（1）太极拳

太极拳在我国至少已有四百年的历史，明朝万历年间，山西武术家王宗岳著《太极拳论》，才确定了太极拳的名称。

传统太极拳门派众多，常见的太极拳流派有陈、杨、吴、武、孙、赵堡、武当等派别，各派既有传承关系，相互借鉴，也各有自己的特点。太极拳将中华民族的哲学思想与武术、艺术、引导术、中医等的完美结合起来，既符合中国传统儒、道哲学中的太极、阴阳辨证思想，又集颐养性情、强身健体、技击对抗等多种功能为一体，是高层次的文化表现形式。

太极拳健身原理是在传统中医经络学说基础之上发展起来的。中医的阴阳五行理论认为丹田是人体重要的中央核心之一，丹田通过经脉交通五脏六腑。太极拳拳家认为，人体是以脏腑为中心，通过经络运行气血与形体五官等组织相联系的统一体。太极拳演练时，要求做到和顺、深沉。和顺即呼吸自然，轻缓匀细；深沉即气沉丹田，与中医传统经络学说相吻合，这也充分说明太极拳与中医传统经络学有很深的渊源。

太极拳以圆转性攻防动作使人体气血畅通，从而达到延年益寿的目的。太极拳具有一整套锻炼方法和动作要领，它以动作为基本方式，并通过“粘、连、黏、随”等主要动作和“进、退、顾、盼、定”等主要步法完成。这些动作与人体经络穴位相通，这些穴位在运动中受到牵动与刺激，有利于肾、心、肝、肺、脾、脑的健康。

太极拳能使平时缺少锻炼的骨骼和小关节部位，在螺旋缠绕的过程中得到适应性的锻炼。而且，肢体的拧转，使肌肉在拉长中拧紧，能够有效地刺激遍布肢体各部的经络和穴位、疏通经络，提高人体整体的健康水平，使人体从心理至生理都获得一种放松和积极性休息，收到内外双修的功效。

练习太极拳时，一面放松，一面用劲，也就是“刚中有柔，柔中有刚”，这是内家太极拳其中的一个特点。以上肢动作为例，在屈伸弧旋之间，把劲用在“松肩坠肘”上，用在“屈肘撑臂”上，用在“坐腕伸指”上。这种用劲方法，有一种自我拉伸的劲，不但和“手法松柔”不矛盾，而且非如此不能充分松柔。太极拳动作必须缓慢，缓慢了才能充分拉伸、充分放松，才能使自己感到舒畅，得到美妙的享受。下肢虽然负重，太极拳也能使其放松，实脚稳健负重，虚脚轻灵放松，两脚虚实变换，轮流放松。放松了，人体组织、细胞之间缝隙就大，经络也就通了，这是千百年来无数太极拳师、气功家和内家拳锻炼者的实践经验。

太极拳多以慢速走圆及弧，配以屈腿半蹲式运动，加上重心交替变换，运行动作又多搂、拗、绞转，它可以畅通经络、血管、淋巴及循环系统，使血气运行顺畅。在练习时有指尖麻软、关节微响、针刺、腹鸣等感觉，中医学理论认为，这正是经络畅通的反应。在练太极拳时，可以透过搂、拗、屈膝、绞转等运动，使动脉血管得到适量挤压，能使血液加速运行，增加氧气的供应，也促进了淋巴系统的新陈代谢，加强了个人的抵抗力。

练太极拳通过心静用意、心神安定，协调地完成各种动作，对中枢神经系统起着良好的锻炼作用，加强了大脑对经脉和络脉的调节功能。又因肾主骨，骨生髓，肾通大脑，所以肾气旺，任督经脉和络脉畅通。经络畅通了，反过来又能使髓海充实、精神饱满、思维灵敏、记忆力强，起到了开发智力和延缓衰老的作用。

新中国成立后，为了便于在广大群众中推广太极拳，1956 年在杨式太极拳的基础上，删去繁难和重复的动作，选取 24 式，编成“简化太极拳”。1979 年又在杨式太极拳基础上，吸取其他各式太极拳之长，编成“48 式简化太极拳”。这两套太极拳，吸引了大批爱好者，对太极拳在国内外广泛传播和普及起到了重要作用。

（2）八段锦

八段锦是传统健身方法之一，是我国劳动人民根据生产生活的需要而创造的一套保健体操，自宋代问世至今已流传了八百余年，其名出北宋·洪迈《夷坚志》：“政和七年，李似矩为起居郎。……尝以夜半时起坐，嘘吸按摩，行所谓八段锦者。”

古人把这套精心编纂的保健体操比做美丽多彩的锦缎，又因整套操练动作按八套图势依次连贯进行，遍及周身，故名“八段锦”。八式分别为：

两手托天理三焦，左右开弓似射雕。

调理脾胃须单举，五劳七伤望后瞧。

摇头摆尾去心火，两手攀足固肾腰。

攒拳怒目增气力，背后七颠百病消。

清代养生家曹廷栋说：“导引之法甚多，如八段锦……之类，不过宣畅气血，展舒筋骸，有益无损。”八段锦功法作为一种自我身心锻炼方法，作用在于将肢体的运动与意念的宁静合二为一，通过自我调节，平衡精神情绪，达到祛病防病、延年益寿的效果。

● 动作方面：八段锦功法特点主要表现为势正招圆，整套动作看似横平竖直、柔和缓慢，但却方圆相应、松紧结合，八段锦的每式中均体现了这一风格。如“左右开弓似射雕”一式，两手自胸前开弓至两侧，再由两侧弧形下落，动作以横平为起点，以半圆为路径，在方正中体现开弓时抻拉之力，回收时松柔之美。上述八段锦的功法特点是在动作进入熟练阶段后，自然而然进入的一种求松静、分虚实、讲刚柔、知内劲的状态。在初学阶段要掌握每一式的动作要领，先求动作方整，再求动作圆活，先体会柔和缓慢，再体会动静相兼。

● 呼吸方面：八段锦在练习时采用逆腹式呼吸，同时配合提肛呼吸。具体方法是，吸气时提肛、收腹、膈肌上升，呼气时膈肌下降、松腹、松肛。与动作结合时遵循起吸落呼、开吸合呼、蓄吸发呼的呼吸原则，在每一段主体动作中的松紧与动静的变化交替处采用闭气。如“两手托天理三焦”一式，两手上托时，吸气；保持抻拉时，闭气；两手下落时，呼气。在动作的初学阶段，要以自然呼吸为主，不要刻意追求呼吸的细、匀、深、长，不要刻意追求呼吸与动作的配合，不要让呼吸成为心理负担，以免出现头晕、恶心、心慌、气短等现象。要因人而异，量力而行，动作与呼吸的配合要顺其自然，在循序渐进中进入不调而自调的状态。

● 意念方面：练习八段锦时意念活动不是守一，而是意想动作过程，不同的习练阶段，其意念活动也是不一样的。在练功初期，意念活动主要在动作要点和动作规格上，这一阶段动作要正确，路线要准确；在功法提高阶段，意念活动主要在动作的风格特点和呼吸的配合上，要不断改进和提高动作质量，肌肉感觉由紧到松；在功法熟练自如阶段，意念活动随呼吸、动作的协调而越来越自然，做到形与神和，意与气和。在松静、愉悦的心理条件下，在似守非守的意念活动中解除各种紧张状态，做到功法自然流畅，从容自如。

（3）六字诀

六字诀是一种以呼吸吐纳为主要手段的传统气功健身方法，顾名思义，其功法操作的核心内容包括六种变化，又称为“六字诀养生法”。六字分别是呬（属肺）、吹（属肾）、嘘（属肝）、呵（属心）、呼（属脾）、嘻（属三焦）。

南北朝时期陶弘景在《养性延命录·服气疗病篇》中言道：“纳气有一，吐气有六。纳气一者，谓吸也；吐气六者，谓吹、呼、唏、呵、嘘、呬，皆出气也……吹以去热，呼以去风，唏以去烦，呵以下气，嘘以散寒，呬以解极。”意思是说，纳气只有一种，就是吸气；吐气则有六种，即吹、呼、唏、呵、嘘、呬。吹可以去热，呼可以去风，唏可以去烦，呵可以行气，嘘可以散寒，呬则可以解除体内亏损。

六字诀是根据中医五行相生相克的理论，按照春、夏、秋、冬四季节律，与五脏（肝、心、脾、肺、肾）以及五音（角、徵、宫、商、羽）的发音口型相结合，通过呼吸、意念及肢体的导引，使气血畅行在五脏六腑之中，从而达到祛病延年的功效。

建议习练时，不可以只单练一个字，以免引起不适。最好每个字吐6次，早晚各练习3遍，倘若某一个脏器有病，相应的字可以多练1～3倍，加练的字可以安排在练功前后，配合6次呼吸。

六字诀的呼吸动作轻柔舒缓，能够平心静气、调畅气血、舒畅情志，所以，练习者习练一段时间后，其总体生活质量都有明显提高，其人际关系亦得到明显改善。通过调查发现，练习者练习一段时间后其体重及身体中的脂肪有减少的趋势；部分高血压、血脂异常、高血糖患者的血压、血脂和血糖指标练习前后虽没有显著变化，但是练习后的平均值均小于练习前，这表明六字诀对于这些慢性疾病有一定的辅助治疗作用。六字诀和五脏相配合，对练习者全身各个系统都有良性的促进作用，同时，还可以舒缓情志，使“形”与“神”俱，促进人的身心健康。

太极拳、八段锦、六字诀的具体操作方法可参见国家体育总局出版的《健身气功》系列书籍。

（4）经络导引健身法

✧ 抱球站桩

姿势：①两脚分开，略呈八字形，两脚与肩同宽，双膝微曲，膝盖不过足尖，臀部如坐凳；②双臂慢慢抬起，双臂环抱呈半圆形。两手与身体距离不过一市尺，高不过乳，底不过脐，双手间距约八九寸，两手指相对，五指分开，手指微曲不要用力。

时间：根据个人身体情况站立3～30分钟。

要领：自然呼吸，假想两手抱一个大气球，两臂环内似有向外支撑感。

✧ **浴面梳头**

闭目，前后搓动两手掌18次，然后将两手掌面从鼻旁两侧向上按摩到前额，再向两侧分开按摩到太阳穴，最后按摩到下颌，反复浴面18次。能保持面部皮肤光泽有弹性，消除皱纹。然后两手十指微屈成爪形，从头部前面向后方轻轻地梳理，可以反复做。能改善头部血液循环，防治高血压，提高智力。

✧ **全身拍打**

用空心拳或空心掌进行轻松而富有弹性的全身拍打，顺序如下：头部——肩部——两臂——胸背——腰腹——大小腿，拍打时间共3～5分钟，应由上而下。

✧ **脊柱浪动**

姿势：两脚平行开立，与肩同宽，前身放松，用鼻呼吸，口微合，舌轻抵上齿龈，下颌微前伸，上体前俯，腿似直非直。身体微下蹲，收下颌，依次由伸踝、膝、髋、腰、胸、颈各关节，节节贯串的浪动。其根在脚，发于腿，主宰于腰，达于头顶，下颌的一收一伸，带动头部进行画圆圈的周期性运动，引起脊柱浪动，形成稍结领，根节催，上下一气贯通的协调运动。前俯时两臂同时自然后摆。

要领：动作松、柔、缓，节节贯串，犹如波浪由上而下，又如小虫蠕动爬行，时间约1～3分钟。

✧ **原地云手**

姿势：两脚平行开立，与肩同宽，全身放松，自然呼吸，两手慢慢从体侧抬起，与两乳同高，两手臂弯呈圆弧形，身体向左侧微转动时，带动左手臂慢慢向左下方划圆形，接着身体再向右侧微转动时，带动右手臂慢慢向右下方划圆形，如此反复循环运动。时间 3 ～ 5 分钟。

要领：动作要轻柔、连贯、自然、协调。

✧ **摩腹调息**

①摩腹：两掌相叠，以肚脐为中心，用掌心旋转按摩腹部，上至剑突，下至曲骨，顺、逆时针按摩各 18 ～ 36 圈或至腹部发热；②调息：首先，人平卧或端坐，周身放松，排除杂念，将意念尽可能集中在丹田（肚脐直下 1.5 寸）。然后，用鼻均匀吸气，使小腹隆起。意念可随呼吸之气慢慢到丹田。再用口均匀呼气，腹肌收缩，小腹复原。

初练时，呼吸频率保持在每分钟 10 次，要求全身自然放松，不要紧张。熟练后呼吸频率可逐渐减到每分钟 4 ～ 5 次。每天做 1 次，每次 5 分钟。需注意的是，如果锻炼中发生意念不集中、自然入睡等现象均不影响锻炼效果。

人们常说，人的生命在于运动。一位法国医生曾讲过："运动就其作用来说，可以代替任何药物，但所有的药物都不能替代运动的作用。"但我们在这里讲的运动实质，是强化经络的运动，绝不是只有单一强度锻炼的纯体育运动。美国运动医学专家指出，生命的"过静、过动、过用"，都是早死率高的原因。适度运动，才可以养生。

第四节　经络与推拿

化学药物的副作用越来越令人们感到不安，人们越来越期盼一种对身体无创伤、无毒副作用的自然物理疗法。在一片回归自然、返璞归真的强烈呼声中，中国传统医学中的推拿疗法本中医“天人合一”之理，以其适应证广、见效迅速、疗效显著、健体强身、简便易行、无毒副作用等优点倍受世人青睐。

经络推拿是祖国传统医学的外治法之一，以经络学说为指导，结合特定的手法技巧，刚劲与柔力并用，于人体外进行穴位点按，循经推拿，起效由外而内，以畅通经络而行气活血化瘀，最终调和各脏腑，标本兼治。

1. 溯源

推拿是人类最古老的一种疗法，远古时期，为了生存，人类艰难地与自然抗争，不可避免地带来伤病和疲劳，于不经意间，人们发现推拿能缓解伤痛和疲劳，于是不断积累经验，加以总结提炼升华，形成了完备的医学理论体系，《黄帝内经》中就记载了推拿可以治疗痹证、痿症、口眼歪斜和胃病等病。

《素问·异法方宣论篇》:“中央者，其地平以湿，天地所以生万物也众，其民食杂而不劳，故其病多痿厥寒热。其治宜导引按跷。故导引按跷者，亦从中央出也。”

说明当时的中原一带就盛行用推拿疗法来治疗痿厥寒热等疾病。

后来，经过历朝历代几起几落的发展，推拿理论和实践得到不断丰富和完善。

推拿这一名称首见于我国明代。当时的《小儿推拿方脉活婴秘旨全书》《小儿推拿秘诀》等著作就把按摩改称为推拿，这一名称的改变演革，本身就体现了这一手法的发展和人们对手法认识的提高。早期的按摩疗法仅用于少数疾病的治疗，手法种类也较少，常用的是按和摩两种手法，按法是单纯的向下用力，即所谓“按而留”，摩法则是在体表作环形磨擦，属平动的范围，以后随着治疗范围的扩大，手法相应有了发展，在实践当中人们发现手法用力方向的不同对治疗作用有一定影响，从而产生了各种用力方向不同的手法，使原有的手法不断完善，还出现了包括向下的压力，向上的提力以及相对的抗挤压力的综合手法。手法的分类也渐趋合理，适应证逐步扩大，于是按摩这一名称逐渐被推拿这个更为明确的概念所取代，可以说由按摩改称推拿，是推拿发展史上的一个很大的飞跃。

推拿与经络学说关系十分密切。远在两千多年前的春秋战国时期，民间医生扁鹊就运用按摩和经络学的针灸治疗了许多患者。我国现存最早的医学著作，秦汉时期的《黄帝内经》中记载并描述了有关的按摩工具和经络锻炼，可见那时二者的关系就较为密切，常常结合使用。

《千金要方》中指出：“小儿虽无病，早起常以膏摩囟上及手足心，甚辟寒风。”

《肘后备急方·救卒中恶方》说：“救卒中恶死……令爪其病人人中，取醒。”

2. 经络推拿的机理

医生根据具体病情，运用不同手法进行推拿，一方面直接在人体起着局部治疗作用；另一方面还可转换成各种不同的能量和信息，通过神经、体液等系统，对人体的神经、循环、消化、泌尿、免疫、内分泌等系统都有一定的影响，从而治疗不同系统的疾患。循经推拿具有镇痛、改善微循环与血液流变学、内分泌调节等作用。

（1）祖国医学机理

✧ 疏通经络，行气活血

《医宗金鉴·正骨心法要旨》指出："按其经络，以通郁闭之气，摩其壅聚，以散瘀结之肿，其患可愈。"

对于气滞血瘀、经络阻滞、为肿为痛的病证，通过按法、推法等手法，可以起到舒筋活络、活血化瘀的作用，从而气行则血行，血行则肿消，通则不痛。

推拿治病，"经络所至，治疗所至"，通过穴位的点按，引动经络之气，调节脏腑功能，治疗脏腑疾病。如"头面寻列缺，面口合谷收，肚腹三里留。"

✧ 宣通散结，松解粘连

外伤血瘀或风寒湿邪郁阻，必使患部气血凝滞、瘀停经络、筋膜粘连，通过揉法、推法等手法可以宣通闭塞的气血，疏通瘀阻的经络，松解粘连的筋膜，使得经通筋柔骨正。对于外伤性以及寒湿性的关节周围软组织慢性粘连性疾病的治疗适用此法。

✧ 缓急解痉，滑利关节

推拿手法是缓解肌紧张、肌痉挛非常有效的方法，首先它能直接松解筋肉，疏通经络，调整机体内部平衡，通过按法、摩法、拔伸摇法等手法，可以强迫伸屈关节，解除痉挛，再进一步解除疼痛，恢复关节功能。此所谓"松则通，通则不痛"。此法用于髋关节滑囊炎、膝关节滑膜炎等。

✧ 理筋正骨，调和气血

临床上有很多病人，无意中会出现一种情况，没有多大外力，突然某个部位卡住不能动了，或痛或不痛，此即所谓"骨错缝，筋出槽”，通过正确的扳法、拨法、拔伸法等手法可以使错缝之骨、出槽之筋归位，恢复正常的功能。各种关节的脱位以及半脱位皆用此法。

（2）现代医学机制

✧ 镇痛作用

推拿镇痛机制主要在刺激疼痛相关的神经递质、镇痛物质及提高下丘脑内啡肽的含量，降低炎性介质的含量，从而消炎镇痛，促使神经根内外水肿吸收，起改善微循环的作用。另外可加速清除致痛物质以恢复酸碱平衡。

如按揉委中穴后，一方面可引起左杏仁核、左伏隔核和左、右下丘脑信号升高；另一方面引起左前扣带回信号降低，能同时影响疼痛回路和愉悦回路，表明推拿与镇痛和愉悦作用可能密切相关。

✧ 促进血液循环

在滚法作用下，血管平均血流量在一个心动周期内将增大，促使局部血循环加速，达到活血的效果。管壁切应力的平均值和峰值与手法呈相关性，并通过对血管的内皮、平滑肌细胞作用而产生一系列生理改变，动态性调节机能反应起化疲的功效。

可引起一部分细胞内的蛋白质分解，产生组织胺和类组织胺物质，使毛细血管扩张，渗透性能有所增强，增加了血流量，大大改善组织供血和营养。推拿松解术能有效地改善局部微循环，恢复后循环及周围神经功能。

✧ 调节内分泌

适度的、正确的推拿手法可刺激内侧感觉传导系统，再将接收到的上行冲动转传到支援多种功能，例如情绪、行为及短期记忆的边缘系统与调节内脏活动和内分泌活动的较高级神经中枢下丘脑。使人体处于一种良性的应激状态，有助于促使内啡肽及促肾上腺皮质激素的合成与释放，并通过不同内分泌调节轴以广泛参与调整全身不同靶细胞的生理功能。

如振法可调节内分泌，对月经不调、痛经、乳腺增生等疾病有明显疗效。通过振腹可产生连锁反应，连续刺激腹大神经、肾上腺皮质、脑垂体的促甲状腺激素，最终调节促性腺激素的分泌，使机体内分泌趋于或保持平衡。

3. 推拿常用手法

（1）按法　是以拇指或掌根等部在一定的部位或穴位上逐渐向下用力按压，按而留之，不可呆板，这是一种诱导的手法，适用于全身各部位。临床上按法又分指按法、掌按法、屈肘按法等。

①指按法：接触面较小，刺激的强弱容易控制调节，不仅可开通闭塞、散寒止痛，而且能保健美容，是最常用的保健推拿手法之一。如常按面部及眼部的穴位，既可美容，又可保护视力。

②掌按法：接触面较大，刺激也比较缓和，适用于治疗面积较大而较为平坦的部位，如腰背部、腹部等。

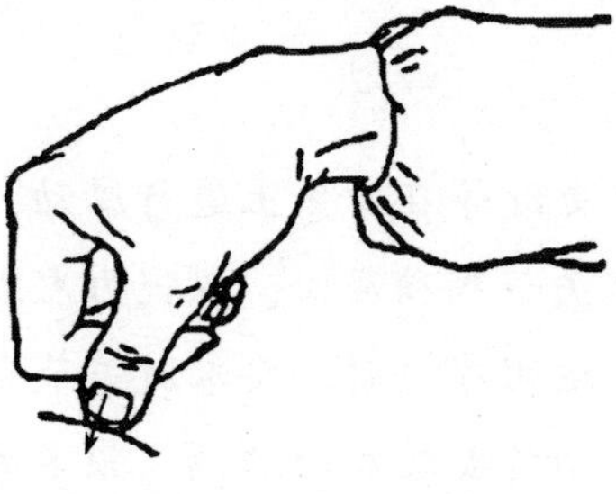

指按法

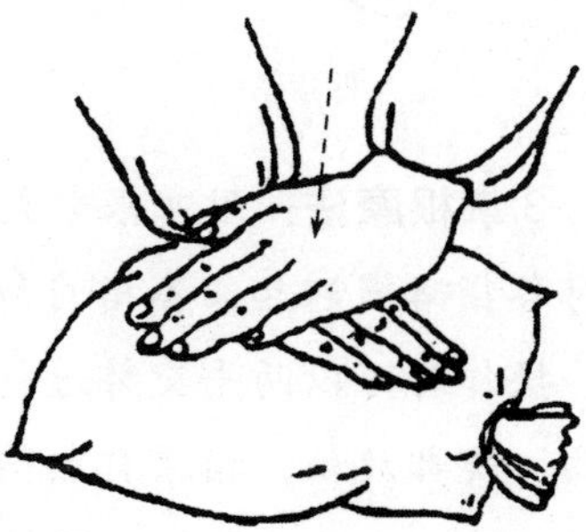

掌按法

③屈肘按法：用屈肘时突出的鹰嘴部分按压体表，此法压力大，刺激强，故仅适用于肌肉发达厚实的部位，如腰臀部等。按法操作时着力部位要紧贴体表，不可移动，用力要由轻而重，不可用暴力猛然按压。按法常与揉法结合应用，组成“按揉”复合手法，即在按压力量达到一定深度时，再作小幅度的缓缓揉动，使手法刚中兼柔，既有力又柔和。

（2）摩法 以掌面或指面附着于穴位表面，以腕关节连同前臂做顺时针或逆时针环形有节律的摩动。摩法又分为指摩法、掌摩法、掌根摩法等。

①指摩法：用食指、中指、无名指面附着于一定的部位上，以腕关节为中心，连同掌、指作节律性的环旋运动。

②掌摩法：用掌面附着于一定的部位上，以腕关节为中心，连同掌、指作节律性的环旋运动。

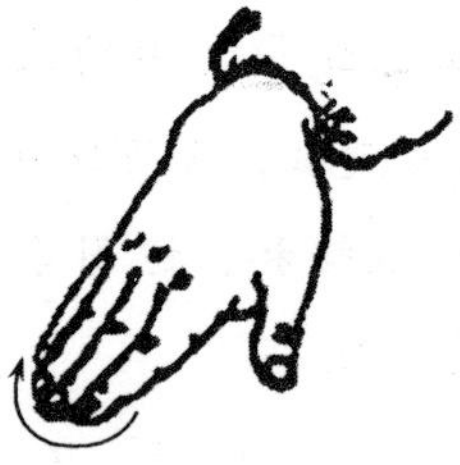

四指摩法

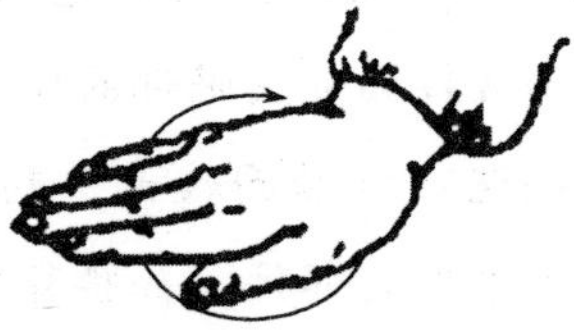

掌摩法

③掌根摩法：用掌根部大、小鱼际等在身体上进行摩动，摩动时各指略微翘起，各指间和指掌关节稍稍屈曲，以腕力左右摆动；操作时可以两手交替进行。在运用摩法时，要求肘关节自然屈曲、腕部放松，指掌自然伸直，动作要缓和而协调。频率为每分钟120次左右。本法刺激轻柔缓和，是胸腹、胁肋部常用的手

法。若经常用摩法抚摩腹部及胁肋，可使人气机通畅，起到宽胸理气、健脾和胃、增加食欲的作用。

（3）推法 四指并拢，紧贴于皮肤上，向上或向两边推挤肌肉。推法可分为平推法、直推法、旋推法、合推法等。现仅以平推法说明之。平推法又分指平推法、掌平推法和肘平推法：

①指平推法： 用拇指指面着力，其余四指分开助力，按经络循行或肌纤维平行方向推进。此法常用于肩背、胸腹、腰臀及四肢部。

②掌平推法： 用手掌平伏在皮肤上，以掌根为重点，向一定方向推进，也可双手掌重叠向一定方向推进。此法常用于面积较大的部位。

③肘平推法： 屈肘后用鹰嘴突部着力向一定方向推进。此法刺激力量强，仅适用于肌肉较丰厚发达的部位，如臀部及腰背脊柱两侧膀胱经等部位。在运用推法时，指、掌、肘要紧贴体表，用力要稳，速度要缓慢而均匀。此种手法可在人体各部位使用，能增强肌肉的兴奋性，促进血液循环，并有舒筋活络的作用。

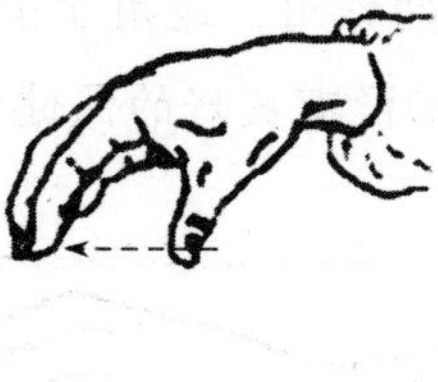

拇指直推法

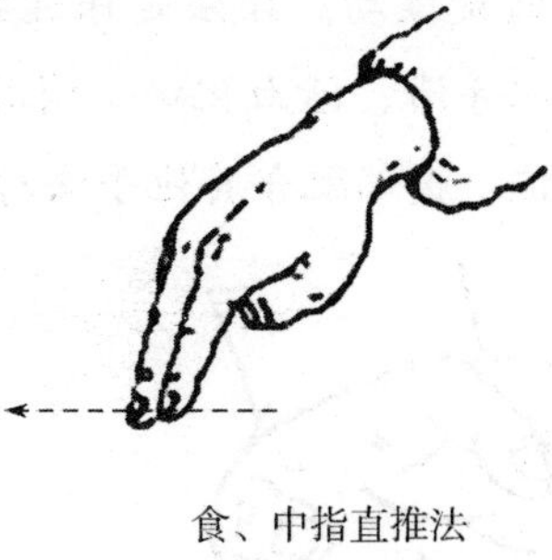

食、中指直推法

（4）拿法 捏而提起谓之拿。此法是用大拇指和食、中指端对拿于患部或穴位上，作对称用力，一松一紧地拿按。使用拿法时，腕部要放松灵活，用指面着力。动作要缓和而有连贯性，不可断断续续，用力要由轻到重，再由重到轻，不可突然用力。本法也是常用保健推拿手法之一，具有祛风散寒、舒筋通络、开窍止痛等作用，适用颈项、肩部、四肢等部位或穴位，且常做为推拿的结束手法使用。

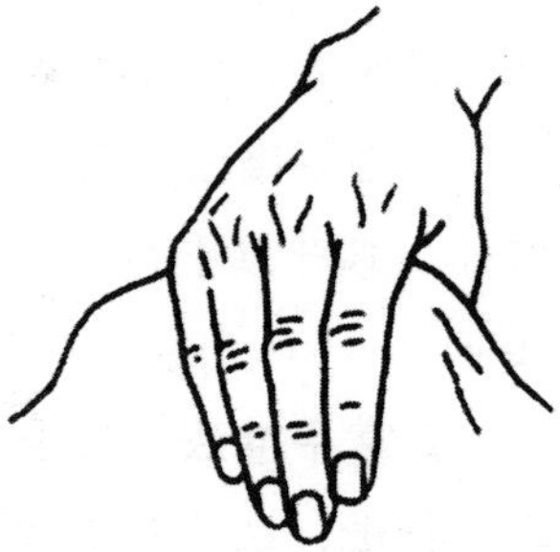
拿法

（5）揉法 用手指罗纹面或掌面吸定于穴位上，作轻而缓和的回旋揉动。揉法又分为：指揉法、鱼际揉法、掌揉法等。

①指揉法：用拇指或中指或食指、中指、无名指指面或指端轻按在某一穴位或部位上，作轻柔的小幅度环旋揉动。

②鱼际揉法：用手掌的大鱼际部分，吸附于一定的部位或穴位上，作轻轻的环旋揉动。

③掌揉法：用掌根部着力，手腕放松，以腕关节连同前臂作小幅度的回旋揉动。揉法是保健推拿的常用手法之一，具有宽胸理气、消积导滞、活血化瘀、消肿止痛的作用，适用于全身各部，如揉按中脘、腹部配合其他手法对胃肠功能有良好的保健作用。

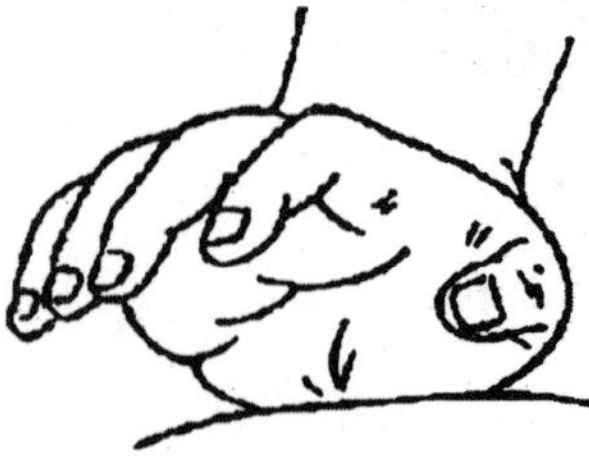
掌根揉

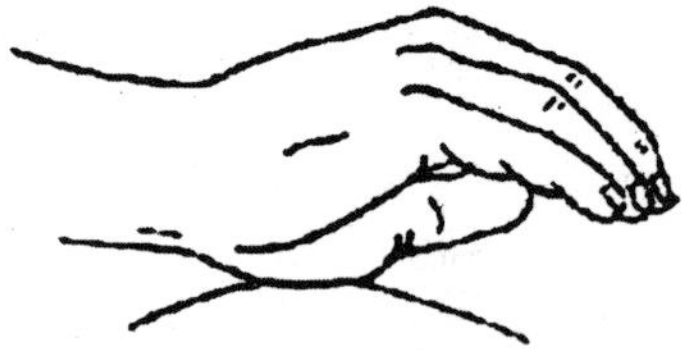
鱼际揉

（6）擦法　用手掌的大鱼际、掌根或小鱼际附着在一定部位，进行直接来回摩擦，使之产生一定热量。本功法可益气养血、活血通络、祛风除湿、温经散寒，具有良好的保健作用。

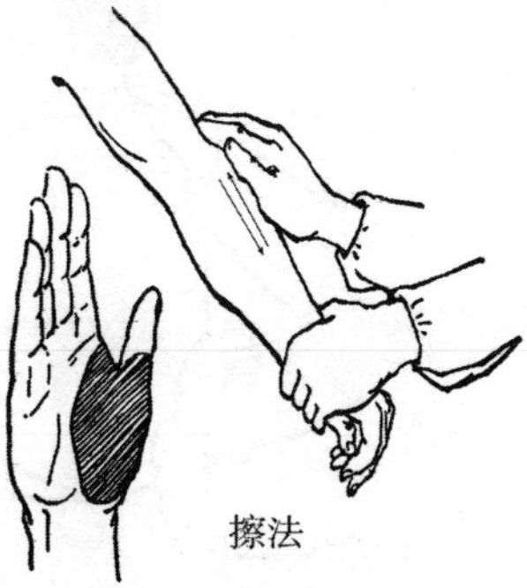

擦法

（7）点法　用拇指顶端，或中指、食指、拇指之中节，点按某一部位或穴位，具有开通闭塞、活血止痛、调整脏腑功能等作用，常用于治疗脘腹挛痛、腰腿疼痛等病证。

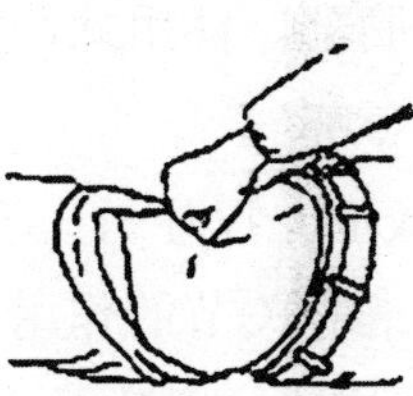

屈拇指点

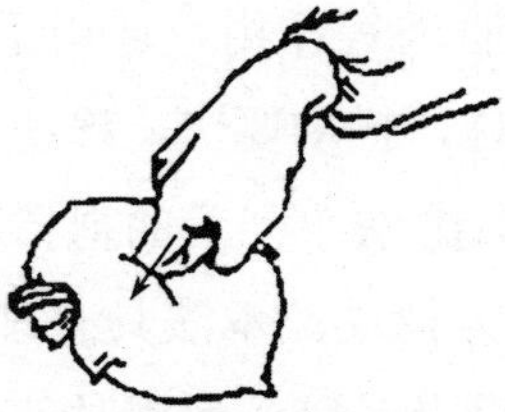

屈食指点

（8）击法　用拳背、掌根、掌侧小鱼际、指尖或用桑枝棒叩击体表，可分为拳击法、小鱼际击法、指尖击法、棒击法等。击法具有舒筋通络、调和气血的作用，使用时用力要快速而短暂，垂直叩打体表，在叩打体表时，不能有拖抽动作，速度要均匀而有节律。其中拳击法常用于腰背部；掌击法常用于头顶、腰臀及四肢部；侧击法常用于腰背及四肢部；指尖击法常用于头面，胸腹部；棒击法常用于头顶、腰背及四肢部。

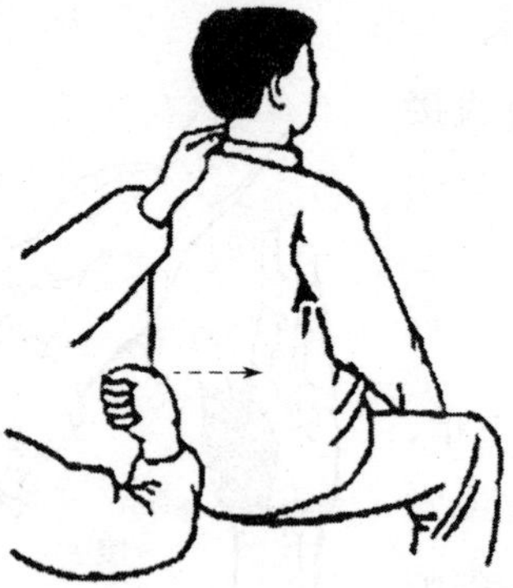

拳背击

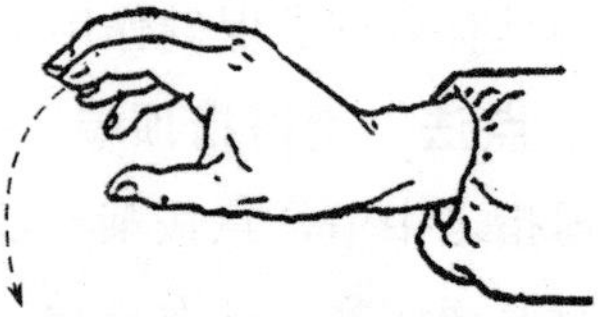

指尖击

（9）**搓法**　用双手的掌面或掌侧挟住一定部位，相对用力作快速搓揉，并同时作上下往返移动。本法具有调和气血、舒通经络、放松肌肉等作用，适用于四肢及胁肋部。使用此法时，两手用力要对称，搓动要快，移动要慢。

（10）**捻法**　一手的拇指和食指螺纹面，捏住另一手的手指，作对称用力捻动。本法具有理筋通络、滑利关节的作用，适用于手指、手背及足趾。运用时动作要灵活、快速，用劲不可呆滞。

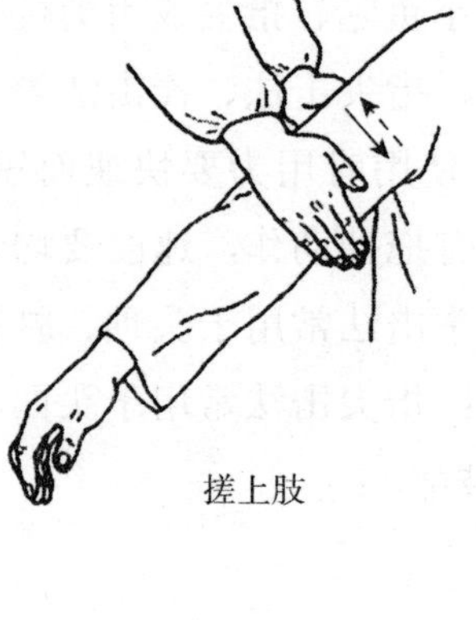

搓上肢

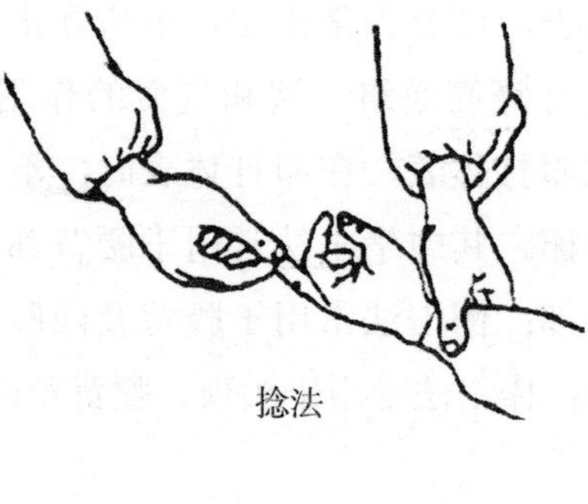

捻法

4. 推拿手法运用原则

推拿手法的效应，绝不是单纯的力量大小问题，而是运用手法与部位的有机结合，不同的手法操作不同的部位，力量也不一样，病人的反应是完全不一样的，效果也有差异，所以我们运用推拿手法需要做到刚柔相济，动力与静力结合，并需遵循以下几个原则：

（1）筋骨并重

筋与骨在生理和病理上有密切关系，肝主筋，肾主骨，素有“肝肾同源”之说。筋伤与骨伤可同时发生，也可单独发生，并能相互影响。临床治疗需要遵循筋骨并重的原则，理顺筋骨的关系和筋骨之间的病理变化，既要治疗骨关节的损伤，又要考虑筋伤，此即为“筋柔骨正，骨正筋柔”。

（2）内外兼治

人体是统一的整体，无论是跌打损伤，还是外邪侵袭，损伤筋骨，经络受累，都使气血运行紊乱，严重者消耗津液，伤及脏腑。所以外伤与内损密切相关，彼此影响。在筋伤治疗中需要把握内外兼顾的原则，既要外治筋骨、皮肉损伤，又要内治脏腑、气血的病变。临床上可根据损伤的病理变化，或以外治为主，或以内治为主，或是内外并重，灵活运用。

（3）急慢各异

损伤在临床上有急慢之分。急性损伤因暴力所致，肿痛明显。慢性损伤常因反复损伤或因急性损伤治疗不当，迁延日久，脏腑气血虚弱，筋脉失养，风寒湿邪乘虚而入，导致筋脉瘀滞，活动不利。两者因病因病机上的差别，决定了它们在治法上的差异。急性损伤多以行气活血、消肿止痛为主；慢性损伤则以补益扶正，兼祛除外邪。由于急性损伤可因失治、误治而成慢性损伤，慢性损伤也可由外力诱因而急性发作，故治疗之法应重视辨证论治，“病无常形，治无常发，医无常方，药无常品”，绝不能拘泥于一方一法，要因时、因地、因人而异。

（4）调理与治疗结合

各种急慢性损伤及疾病的治疗，都是针对不同的病因病机而采取相应的治疗方法，所以治疗前后的调理过程是必不可少的。调理包括针对急性损伤的制动、气血损伤的食物药物调补、运动系统及神经系统损伤恢复期的功能锻炼、消化道疾病忌酒、呼吸道疾病忌烟等等。当然，种种调理方法都是针对病因的，能做到“釜底抽薪”，才能真正地使机体恢复功能，恢复生机。

5. 常见健康问题防治

（1）顺时针摩腹法为主治疗习惯性便秘

[主要症状]

主症：①大便干燥，排出困难；②经常性三五天，或六七天才解大便 1 次。

兼症：①腹胀，无失气，可伴有下腹隐痛；②心烦易怒，头晕头胀；③食欲减退，睡眠不安；④长期便秘，可引发痔疮、肛裂。

[操作步骤]

①顺时针摩腹法：患者仰卧取半屈膝位，术者立于一侧，用手掌连同五指在下腹部作顺时针方向的摩腹，操作顺序：按右下腹→右上腹→左上腹→左下腹→右下腹的顺序进行往返抚摩。手法宜轻柔均匀，当摩至左上腹到左下腹时手法可适当偏重些，并带有向下推摩之势。频率每分钟 60 ～ 80 次，时间 10 ～ 15 分钟。

使整个下腹部有温热感，并向腹内透热。在摩腹过程中出现失气，表明肠腔内容物已开始松动，是一种好的征象。

②按揉支沟穴：继上势，术者用拇指螺纹面在支沟穴（双）进行按揉，顺时针逆时针方向均可。手法刺激量中等，使局部有酸胀感，频率每分钟100～120次，时间每穴2分钟。

③按揉大肠俞穴：患者取俯卧位，术者立于一侧，用拇指在大肠俞穴（双）进行按揉，顺时针逆时针方向均可。手法刺激量稍重，使局部有明显酸胀感，频率每分钟80～10次，时间每穴2分钟。

④擦脾俞至大肠俞穴：继上势，在脊柱两侧膀胱经的脾俞穴至大肠俞穴部位涂上冬青膏，术者用手掌面或小鱼际紧贴膀胱经两侧的脾俞穴至大肠俞段作上下摩擦。手法压力宜轻，频率宜稍快，约每分钟10～120次，使局部有明显温热感，至深部透热为宜。

（2）逆时针摩腹法为主治疗慢性泄泻

[主要症状]

主症：①日排便次数在2～5次不等，不伴有腹痛，里急后重；②粪便不成形或稀便，可伴有不消化食物，或伴有黏液。

兼症：①消瘦，易疲乏；②全身营养状况较差，或有贫血。

[操作步骤]

①逆时针摩腹法：患者仰卧取半屈膝位，术者立于一侧，用手掌连同五指在下腹部作逆时针方向的摩腹，操作顺序：按左下腹→左上腹→右上腹→右下腹→左下腹的顺序进行往返抚摩。手法宜轻柔均匀，当摩至左下腹及左上腹时手法可适当偏重些，并带有上托抚摩之势。频率每分钟60～80次，时间10～15分钟。使整个下腹部有温热感，并向腹内透热。

②按揉足三里穴：继上势，患者伸直双下肢，术者用拇指螺

纹面在足三里穴（双）进行按揉，顺时针逆时针方向均可。手法刺激量中等，使局部有酸胀感，频率每分钟 10 ～ 120 次，时间每穴 2 分钟。

③按揉肾俞穴：患者取俯卧位，术者立于一侧，用拇指在肾俞穴（双）进行按揉，顺时针逆时针方向均可。手法刺激量稍重，使局部有明显酸胀感，频率每分钟 80 ～ 10 次，时间每穴 2 分钟。

④擦八髎穴：继上势，暴露穴位，在八髎穴部位涂上冬青膏，术者用手掌面或小鱼际紧贴八髎穴上作上下摩擦。手法压力宜轻，频率宜稍快，每分钟 100 ～ 120 次，使局部有明显温热感，至盆腔内透热为宜。

（3）背俞穴按揉法治疗急性胃脘痛

[主要症状]

主症：①突发性胃脘部（上腹部）剧痛，常牵掣到背部痛，倦屈体位；②上腹部明显压痛，拒按。

兼症：①出冷汗或不出冷汗；②面色苍白，四肢不温；③大声呻吟或声音低微。

[操作步骤]

①寻找压痛点：患者取俯卧位，疼痛剧烈者可取侧卧位，术者在背部胸 7 至胸 12 脊椎两侧膀胱经循行线上寻找压痛敏感点（多数在脊柱左侧，也有在脊右侧），并做好标记。

②按揉压痛点：患者俯卧或侧卧位，术者在压痛敏感点作点、按、揉手法，手法宜较重，但应以患者能忍受为限。频率约每分钟 100 ～ 120 次，连续刺激 3 ～ 5 分钟，直至疼痛缓解。

③擦胸 7 至胸 12 段膀胱经：患者俯卧位，术者在胸 7 至胸 12 段膀胱经涂上冬青膏、用掌擦法或小鱼际擦法直擦膀胱经。操作

时，术者不可迸气，压力不宜太重，频率约每分钟 100 ～ 120 次，摩擦时拉动的距离要长，以局部逐渐透热至深部组织为佳。

④摩胃脘部：待疼痛缓解后，可在胃脘部作顺时针方向的摩腹，时间约 3 ～ 5 分钟，频率约每分钟 120 次，手法宜轻，以病人感到舒适为宜。可配合指压法操作。

⑤按揉足三里穴：患者仰卧位，术者用拇指螺纹面先按揉一侧足三里穴然后再换另一侧足三里穴按揉。每穴 1 ～ 2 分钟，频率每分钟约 100 次。

（4）擦涌泉穴为主治疗失眠

[主要症状]

主症：失眠。睡眠时间比以往明显减少，或睡眠质量明显变差。

兼症：①头痛或偏头痛；②头晕或头昏眼花，视物不模糊；③心悸或心慌、胸闷；④健忘或多梦。

[操作步骤]

患者取仰卧位，双目微闭，精神放松。

①擦涌泉穴：用一手的小鱼际置于足心涌泉穴，进行往返摩擦，擦至足心深部透热为度，再换另一足按此法操作，要求相同；

②按揉印堂穴：用一手的拇指或中指按于印堂穴进行按揉，手法宜轻柔，时间约 3 ～ 5 分钟；

③按揉太阳穴：用两手的拇指或中指分别按于两侧太阳穴，同时进行按揉，手法宜轻柔，时间约 3 ～ 5 分钟；

④按揉前额：用一手的大鱼际在前额部进行往返循序按揉，也可用两拇指螺纹面在前额进行往返分抹，手法宜轻柔，时间约 3 ～ 5 分钟；

⑤按揉三阴交穴：用一手拇指按于三阴交穴进行按揉，手法

用力适中，时间约2～3分钟；再换另一足按此法进行操作，要求相同。

6. 手法禁忌证

推拿手法可能造成意外损伤的患者都是禁忌人群。如骨肿瘤、骨结核和有化脓性炎症的患者；皮肤挫伤和有出血的病人；酒醉神志不清及精神病患者；老年人有严重心脏病变、高血压及骨质疏松的患者等等。

第五节　经络与砭石

砭术在中医史上占有重要地位，是一种不可替代的中医治疗和保健疗法，具有很大的临床价值和发掘潜力，砭术在现代科学的基础上得以新生是历史的必然趋势。随着对泗滨浮石物理性质研究的深入，1998年《砭术疗法》及1999年《新砭石疗法》的出版，砭术得到重新开发与推广。砭术对大众的健康保健大有裨益。

1. 溯源

砭术产生于新石器时代，是一种用尖石、石片或陶瓷碎片刺割或按压体表的外治法。最早的文献记载见于《马王堆汉墓帛书·脉法》："用砭启脉者必如是，痈肿有脓，则称其大小而为之砭"。说明古人是在实施砭术的过程中发现了人体经脉，可见砭术历史之久远。古人将砭、药、针、灸、导引、按蹻划分为各成一脉的独立医术，共同构筑了完整的中医体系。而后世一些医书，将针、砭混为一谈是错误的。

《素问·宝命全形论篇》云："针有悬布天下者五，黔首共余食，莫知之也。一曰治神，二曰知养身，三曰知毒药为真，四曰制砭石大小，五曰知府藏血气之诊。五法俱立，各有所先。”说明制作砭具是古代医家必备的基本技能之一，可见砭术的重要地位。

直接描述砭石产地的古代文献当属《山海经》。从对地理位置的描述来看，泗滨浮石的产地泗水之滨与《山海经》所述的高氏山和尧丽山的位置相距不远。

2. 五花八门的砭石、砭具

现代新砭石——泗滨浮石用显微镜观察具有微晶结构，含有多种有益于人体的微量元素，而放射性物质含量符合安全标准，质地细腻与人体摩擦使人感到舒适；声发射（AE）检测表明泗滨浮石与人体摩擦能产生大量超声波脉冲，可以疏通经络、改善微循环，清热排毒和消除多余的脂肪；泗滨浮石的红外辐射频带极宽，波长超过 15 μm，这是唯一进入极远红外范围的岩石，能使人和动物局部增温。

中国地球物理研究所耿乃光研究员对此有深入的研究，并且已经开发出砭块、砭砧、砭棒、砭锥、砭板、砭镰、电热砭石仪等砭具。

3. 砭石机理

（1）温助阳气，养筋荣脉

泗滨砭石有独特的感应增温效应，当把它固定在距体表 5 厘米以内时，可在半小时内引起所在部位的体表温度上升 0.5 ～ 2℃，而且泗滨砭石可发出能量峰值在宽达 8 ～ 15 μm 波长范围的远红外辐射。实际应用中，我们发现泗滨砭石性质温润，与人体接触中可温补、鼓舞体内阳气，“阳气者，精则养神，柔则养筋”，因此对慢性神经肌肉病变所致气血亏耗、不荣筋脉等证有良好的治疗作用。

（2）宣导气血，疏通经络

泗滨砭石有较强的“吸引”并“推动”气血运行的作用，在中或轻度力量手法的作用下，砭石疗法就表现出很好的行气活血的效果。科学实验表明，泗滨砭石与人体的每一次摩擦即可产生频率在 20 ～ 2000Hz 的超声波脉冲 3698 次，与之相比，木鱼石可产生频率在 20 ～ 1000Hz 的超声波脉冲 2480 次，用作刮痧的水牛角可产生频率在 20 ～ 200Hz 的超声波脉冲 353 次。这可能是泗滨浮石宣导气血，疏通经络的主要机制之一。因此，砭石疗法适于治疗以气血阻滞，经络不通为主证的疾病，如颈腰椎病、血管神经性头痛、各种软组织损伤导致的痛证等。

（3）逐寒祛湿，消痹止痛

泗滨砭石由于在温运气血、疏通经络的同时，还可逐寒祛湿而止痹痛，对风湿类疾病效果良好。一般有风湿证侯的患者在每次治疗当中很快就会感觉砭石作用部位发热，疼痛减轻，并且砭石治疗对这类疾病疗效巩固。

（4）祛瘀止痛，清热消肿

泗滨砭石对红、肿、热、痛的炎症反应及碰撞、扭挫伤表现出良好的治疗作用。在实热或瘀热证中，泗滨砭石可吸收机体发出的过多的热量，并将其转化为对人体有益的远红外辐射。应注意的是，在体表疼痛严重的病灶，要使用轻手法如擦法或感法，避免使用过大的压力以防加重损伤。

（5）潜阳安神，止悸定惊

泗滨砭石具有石类重镇沉降之性，用于外治也可收安神定惊之效。

砭石疗法与刮痧、推拿疗法并不是完全一样的。泗滨浮石制作的砭具不仅依靠各种手法产生的机械力的作用，还依靠其本身的温经作用，因此更容易推动气血沿经运行，而刮痧主要是开泻、排邪，其对正气损伤较大，而且比较疼痛。与推拿比较，砭石作用面积大小更灵活，选择性更强，更适合大众保健美容使用。

4. 砭石的使用方法

砭具在应用时可以采用温、凉、推、压、滚、按、刮、擦、点、拨、揉、扣、拍等手法综合使用。在明确诊断的基础上，要先轻柔逐渐加大力度，切记不可粗暴猛力；先刮、擦、滚、推，然后在痛点上和痉挛发硬的条索部，进行拨、点、揉、拍、扣、刮、擦。

（1）推刮擦摩法

用砭具的宽钝部紧贴于皮肤上，作来回直线形或螺旋形的推刮。手法要轻缓而柔和，力度要均匀，不可速度过快和用力过猛。作用力在皮肤及皮下组织。推刮擦摩可应用于四肢、脸部、颈部、腰背、关节、韧带和肌腱部位，可根据不同部位采用不同的砭具。擦摩能使局部皮肤温度升高，加强局部的血液循环，可以看见局部皮肤红润，自觉发热。

（2）点按法

用砭具的圆钝凸出部着力于体表的穴位上，逐渐垂直向下用力。本法适用于全身各部穴位，具有放松肌肉、通经活络、开通闭塞、调节脏腑功能、活血祛瘀止痛的作用。现代医学认为，有调整神经功能、改善血液循环，增强营养供应，消除疲劳，改善组织营养等作用。操作时用力方向要垂直向下，由轻到重缓缓施术，当达到所需压力时，停留片刻，快速抬起。

（3）揉法

用砭具的圆钝凸出部附于身体的一定部位或穴位上，作轻柔缓和的回旋揉动，带动该处的皮下组织。使该处的皮下组织随揉动而滑动。本法具有活血散痕、消肿止痛、宽胸理气、健脾和胃等作用。

（4）弹拨法

是弹、拨两种手法的综合运用。操作时，先用砭具的薄部适当用力将痉挛僵硬的肌肉拨动、再将肌肉拨起来迅速放松，使肌肉起到弹动的作用，弹拨至肌肉有酸麻胀感逐渐柔软为宜，此法对过度疲劳、缓解肌肉的紧张度、剥离粘连、疏通脉管、调节神经等都有一定的作用。

（5）滚揉法

用圆柱或圆椎型的砭具紧贴于皮肤上，作来回滚动。手法要轻缓而柔和，力要均匀，不可速度过快和用力过猛。作用力在皮肤及皮下组织。可应用于四肢、脸部、颈部、腰背、肌腱部位，可根据不同部位采用不同的砭具。

（6）叩拍法

用砭具的钝部或平面叩击身体穴位或身体的某一部位，称叩拍法。操作时要求动作要有节奏，有弹力，用力大小和速度要均匀。适用于肩背部、腰部、臀部及下肢。可以最后放松用。

5. 巧用砭石，自主健康

（1）颈椎病

颈肩酸痛可放射至头枕部和上肢；一侧肩背部沉重感，上肢无力，手指发麻，肢体皮肤感觉减退，手握物无力，有时不自觉地握物落地，常伴有头颈肩背手臂酸痛，颈脖子僵硬，活动受限；有的伴有头晕，感觉房屋旋转；重者伴有恶心呕吐等。

砭石治法：颈肩部进行放松后，用砭板从上而下进行刮擦。在刮擦过程中可配合使用弹拨法和点按法，皮肤出现发红发热即可停止。

（2）肩周炎

肩周炎又称肩凝症、五十肩，俗称漏肩风。即单侧或双侧肩关节酸重疼痛、活动受限并向颈部和整个上肢部放散，开始疼痛日轻夜重，患部畏风寒，日久则肩关节凝滞，活动严重受限，不能上举、外旋、后伸。病程过长，患部肌肉萎缩。

砭石治法：同颈椎病。

（3）腰痛

腰部多有陈旧损伤、或受寒湿史，经常腰痛酸重或痛连臀、股、胫，喜热恶寒，劳累加重，更严重的可导致活动受限。

砭石治法：腰背部用推拿手法进行放松后，用砭板循足太阳膀胱经、督脉从上到下进行刮擦，或用圆柱形砭具在腰背部进行滚揉，皮肤出现发红发热即可停止。

（4）头痛

头痛，即自觉头部疼痛。可分为前额眉棱骨痛（阳明经头痛）、侧头痛（少阳经头痛）、后枕部痛（太阳经头痛）和巅顶部痛（厥阴经头痛）。

砭石治法：用砭石梳子在头部像日常梳头样操作即可。

（5）便秘

砭石治法：用圆柱形砭具或砭球在腹部顺时针进行滚揉操作，皮肤出现发红即可停止。

（6）胸痹

胸痹是指胸部闷痛，甚则胸痛彻背、短气、喘息，不得卧为主症的一种疾病。

砭石治法：用砭板在背部督脉从上而下进行刮擦，至胸口发热即可停止。

（7）痛经

痛经是妇科门诊最常见的病证之一，尤以青年妇女为多见。原发性痛经系指生殖器官无器质性病变的痛经。

砭石治法：用砭板在小腿内侧从上而下进行刮擦，配合点按法重点点按三阴交、地机，至皮肤发红发热即可停止。

（8）乳腺增生

乳腺增生即以乳房疼痛为主的病证，给患者的生活和工作带来许多不便，而且影响心情，心情进一步反作用于乳腺，使其疼痛更甚，并伴有胸闷胁胀，失眠多梦，心烦口苦等。

砭石治法：用鱼形小砭板由外向内辐射状刮乳房，皮肤微发红即可停止，鱼形小砭板鱼尾突起处点揉乳根部，力量由轻至重，然后依次沿腋中线、腋前线由上到下刮，沿肋部由内而外刮，皮肤微红发热即可停止。

（9）减肥美容

现如今越来越多的人以各种各样的方式向往自己变得更美，当然砭石也作为其中的一种方式。砭石的美容减肥原理是：①远红外辐射效应。砭石能辐射波长范围为 8 ～ 16pm 的远红外线，它能使人的机体温暖；②超声效应。砭石摩擦人体能产生大量超声脉冲；③摩擦效应。砭石具有微晶结构，且为非金属，是天然的美容微晶磨片；④油脂吸附效应。砭石本色灰黄，吸附油脂后变成亮黑色。它对油脂有很强的吸附作用。综合上述四种效应，应用砭石能疏通经络，改善微循环，加强新陈代谢，避免脂肪沉积，驱除细小皱纹和斑痕，使皮肤光泽美丽。

砭石疗法：用砭石在面部刮擦，具有明显的改善面部肌肤代谢、消斑、去疮的作用；在腹部进行刮擦，可消除腹部脂肪，皮肤发红发热即可停止。

6. 砭术的禁忌

《史记·扁鹊仓公列传》："形弊者，不当火灸、镵石及饮毒药也""阳疾处内，阴形应外者，不加悍药及镵石"。《素问·奇病论篇》："身羸瘦，无用镵石也。"

此处的镵石主要指的是砭镰，可见这种疗法只适用于比较强壮的人，手法一定要因人因病制宜。

新砭石疗法中没有采用古砭石疗法中的险招，因此它是比较安全的医疗保健方法。为了慎重起见，仍提出以下禁忌提请初学者注意：

①头部不使用叩法。

②心脏附近不使用叩法和振法。

③有出血倾向者，不宜用出痧的方法，宜用感、擦、揉、滚、温、闻等比较柔和的手法；如出血倾向严重者，上述手法禁用。

④新发骨折的患部只可用感法促进骨折的愈合，不宜用其他手法，须待骨折愈合后方可在患部实施软轻的手法。外科手术疤痕局部处慎用。

⑤化脓性炎症，有渗出溃烂的皮肤表面（如：湿疹，疱疹，疔疮，痈疮等），及各种传染性皮肤病的皮损部位禁用，只可在皮

损处周围进行治疗。

⑥妇女怀孕期间下腹部禁用，以防造成流产。

⑦老弱者慎用凉法。

⑧本产品建议在医生指导下使用。

注意事项

①砭石刮痧需注意避风，夏季不要在有空调和有风的地方刮痧。因刮痧时皮肤毛孔开放，如遇风寒邪气可直接入里，不但影响疗效，还有可能引发新的疾病。

②砭石刮痧力度要适当，不要过轻或过重，以免损伤皮肤。

③砭石刮痧后不宜立刻洗澡，需休息片刻，喝点温开水或姜汤，等过 3 小时，皮肤毛孔闭合并恢复原状后，才可以洗澡，因为毛孔张开寒气湿气容易顺着毛孔进入体内。

④足部刮痧，最好先用温热中药汤或温水泡脚，使足部温暖，一般浸泡 15 分钟左右，以促进足部血液循环，畅通经络，再进行刮痧按摩，效果会更好。

⑤第一次刮痧出痧后，下次待痧斑消下去再刮，不宜每天都进行刮痧。

⑥砭石产品易碎，切忌磕碰、摔砸。

第六节　经络与针灸

当我们提到中医时，首先出现在脑海中的影像差不多都是一根银针。

针灸是中国传统医学的瑰宝，整个中医学理论体系的基石《黄帝内经》的重要组成部分《灵枢》亦称之为《针经》。针灸的应用距今已有三千多年的历史，千百年来为人类的医疗保健事业做出了积极、巨大的贡献。

与现代医学的药物和手术疗法相比，针灸具有有效、安全、简便、无副作用等优点，它是被世界各国率先接受的传统医学方法，为世界各国人民所接受，现已在世界上 78 个国家应用于临床，成为目前最受欢迎的一种替代和补充疗法，已引起国际医学界的广泛关注，由此引发了各国研究机构和专家学者对针灸作用机理的研究热潮，并在某些方面已经取得较为显著的成果。

针灸即针法和灸法。针法，就是用各种金属针刺激一定的穴位，运用一些相应的手法以激发经气，使人体新陈代谢机能旺盛起来，达到强壮身体、益寿延年的目的。灸法一般多用艾灸。艾为温辛、阳热之药，其味苦、微温、无毒，主灸百病，是多年生菊科草本植物。灸用以陈旧者为佳，点燃后，热持久而深入，温热感直透肌肉深层，一经停止施灸，便无遗留感觉，这也是其他物质所不及的。因而，艾是灸法理想的原料。由于二者都是通过调整经络脏腑气血的功能达到治病的目的，常配合使用，所以合称为针灸。

1. 针灸的效用

针刺之所以能够养生，是由于刺激某些具有强壮效用的穴位，可以激发体内的气血运行，使正气充盛，阴阳谐调。概括起来，针刺保健的作用，大要有三：

（1）通经络

针刺的作用主要在于疏通经络，使气血流畅。

《灵枢·九针十二原》中指出：“欲以微针，通其经脉，调其血气”，针刺前的“催气”“侯气”，刺后的“得气”，都是在调整经络气血。如果机体某一局部的气血运行不利，针刺即可激发经气，促其畅达。所以，针刺的作用首先在于“通”。经络通畅无阻，机体各部分才能密切联系，共同完成新陈代激活动，人才能健康无病。

(2)调虚实

人体的生理机能活动随时都在进行着。“阴平阳秘”是一种动态平衡，在正常情况下，也容易出现一些虚实盛衰的偏向。如：体质的好坏、体力的强弱、机体耐力、适应能力，以及智力、反应灵敏度等等，对于不同的个体，不同的时期，都会出现一定的偏差。针刺保健则可根据具体情况，纠正这种偏差，虚则补之，实则泻之，补、泻得宜，可使弱者变强，盛者平和，以确保健康。

(3)和阴阳

阴阳和谐乃是人体健康的关键。针刺则可以通经络、调虚实，使机体内外交通、营卫周流、阴阳和谐。如此新陈代谢自然会健旺，以达到养生保健的目的。“阴平阳秘，精神乃治”，就是这个道理。

现代研究证明，针刺某些强壮穴位，可以提高机体新陈代谢能力和抗病能力。如：针刺正常人的“足三里”穴，白细胞总数明显增加，吞噬功能加强。同时，还可以引起硫氢基酶系含量增高。硫氢基为机体进行正常营养代谢所必须，对机体抗病防卫的生理功能有重要作用。这就进一步说明，针刺法确实具有保健防病、益寿的作用。

灸法的主要作用是温通经脉、行气活血，培补先天、后天，和调阴阳，从而达到强身、防病、抗衰老的目的。

(1)温通经脉，行气活血

《素问·刺节真邪论篇》说：“脉中之血，凝而留止，弗之火调，弗能取之。”气血运行具有遇温则散，遇寒则凝的特点。灸法其性温热，可以温通经络，促进气血运行。

（2）培补元气，预防疾病

《扁鹊心书》指出："夫人之真元，乃一身之主宰，真气壮则人强，真气虚则人病，真气脱则人死，保命之法，艾灸第一。"艾为辛温阳热之药，以火助之，两阳相得，可补阳壮阳，真元充足，则人体健壮，"正气存内，邪不可干"，故艾灸有培补元气，预防疾病之作用。

（3）健脾益胃，培补后天

灸法对脾胃有着明显的强壮作用，《针灸资生经》指出："凡饮食不思，心腹膨胀，面色萎黄，世谓之脾胃病者，宜灸中脘。"在中脘穴施灸，可以温运脾阳、补中益气，常灸足三里，不但能使消化系统功能旺盛，增加人体对营养物质的吸收，以濡养全身，亦可收到防病治病，抗衰防老的效果。

（4）升举阳气，密固肤表

《素问·经脉篇》云："陷下则灸之。"气虚下陷，则皮毛不任风寒，清阳不得上举，因而卫阳不固，腠理疏松。常施灸法，可以升举阳气，密固肌表，抵御外邪，调和营卫，起到健身、防病治病的作用（《中医养生学》）。

2. 现代针灸器具

（1）针灸器具

针具的种类很多，古代使用九针，即《灵枢·九针十二原》及《九针论》所载的镵针、圆针、鍉针、锋针、铍针、圆利针、毫针、长针、大针九种不同形状和用途的针具。

现如今随着社会的发展针具也得到了充分的完善，其中常用的有毫针、电针、三棱针、梅花针、耳针、腹针、火针、皮内针、腕踝针和穴位埋线等，主要的有如下几种：

✧ 毫针

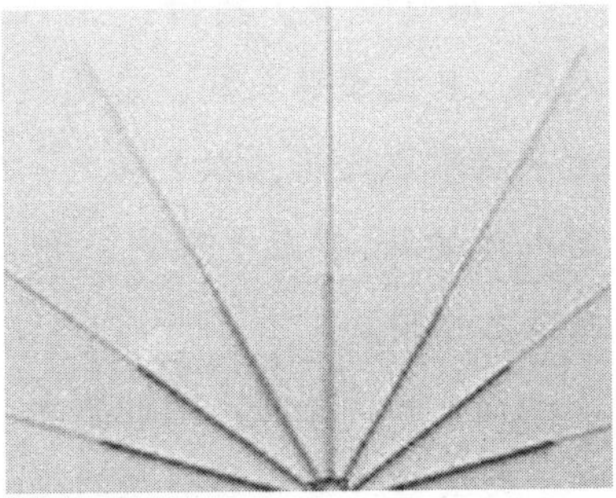

最常用的针具，由针尖、针身、针根、针柄、针尾五个部分组成。毫针的规格主要以针身的直径和长度区分。一般临床以粗细 28 ～ 30 号（0.32 ～ 0.38mm）和长短为 1 ～ 3 寸（25 ～ 75mm）者最为常用。

✧ 电针

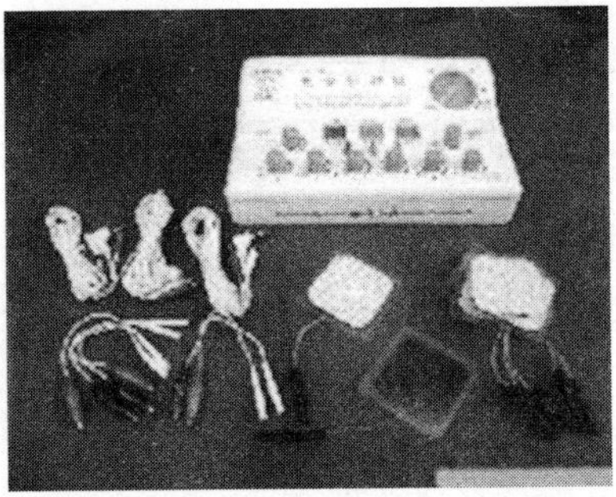

电针是用针刺入腧穴得气后，在针上通以（感应）人体生物电的微量电流波，分为：连续波和断续波，以刺激穴位，治疗疾病的一种疗法。

音乐电针疗法是音乐疗法与电针疗法的结合，在对症选用音乐的同时能够将音乐声波转换为脉冲电流，分别作用于人体

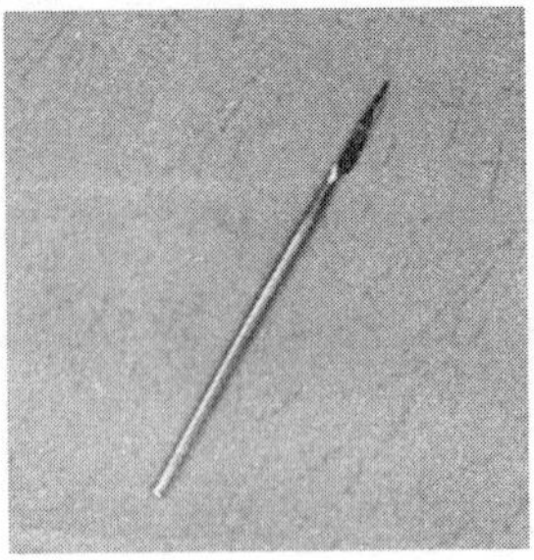

✧ 三棱针

用于刺破出血的针具。多用不锈钢制成。针柄呈圆柱状，针身至针尖呈三角锥形。三棱针的针刺方法一般分为点刺法、散刺法、泻血法三种。

✧ 梅花针

梅花针为丛针浅刺法，是集合多支短针浅刺人体一定部位和穴位的一种针刺方法，是我国古代“半刺”“浮刺”“毛刺”等针法的发展，临床应用极为广泛。

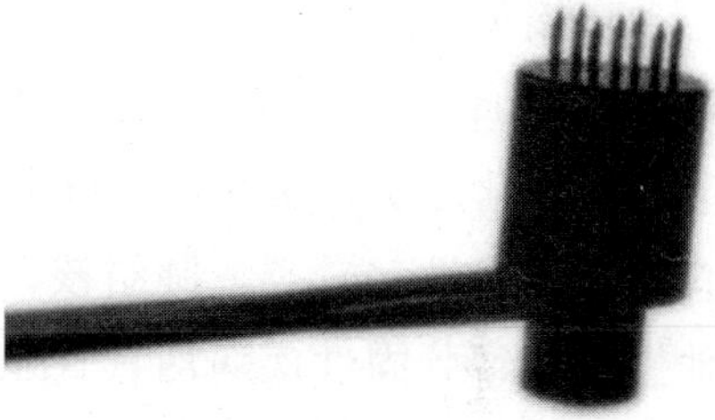

✧ 火针

火针就是通过烧红的特制针具，点刺患处，通过刺激局部邪气所犯之处，发挥经络的传导和调整作用。

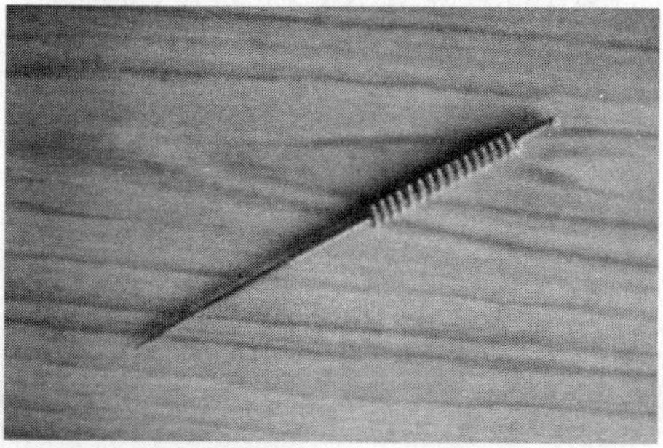

（2）灸法的分类及用法

艾灸从形式上分，可分为艾炷灸、艾条灸、温针灸三种；

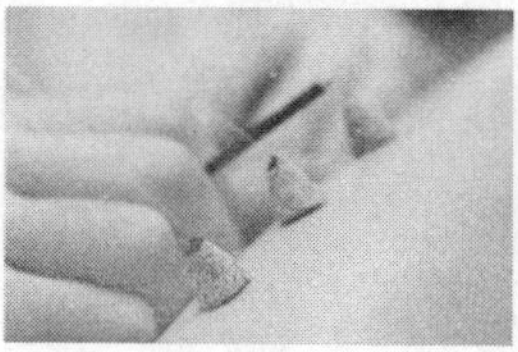

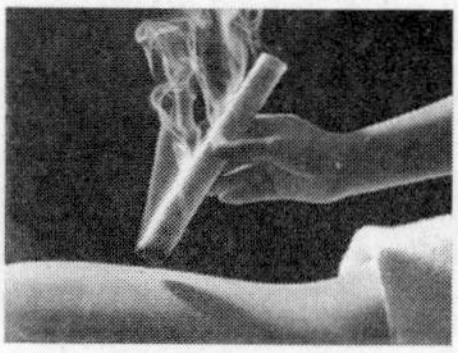

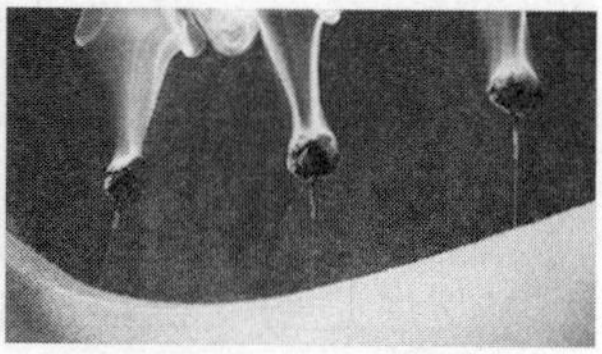

从方法上分，又可分为直接灸、间接灸和悬灸三种。

直接灸则是将细艾绒捏成艾炷直接放在穴位上燃烧，温度可达70℃。此法又可分为化脓灸和非化脓灸，前者又称为瘢痕灸、着肤灸、化脓灸，虽然对治疗哮喘、慢性胃肠病、体质虚弱、发育不良、慢性气管炎、肺结核、阳痿、遗精、早泄、缩阳症、其他慢性病、顽固性疾病均具有显著的效果，但因烧灼皮肤，痛苦异常，复有担心化脓后感染，现已较少应用。

间接灸也叫隔物灸、间隔灸，即利用其他药物将艾炷和穴道隔开施灸，这样可以避免灸伤皮肤而致化脓，另外还可以借间隔物之药力和灸的特性发挥协同作用，取得更大的效果。此法早已被广泛利用了，常用的有隔姜灸、隔蒜灸、隔附子饼灸、隔盐灸，操作起来都相对比较简单，唯要在施灸时需悉心照料，防止烫伤和室内着火。

悬灸又可分为温和灸、雀啄灸、回旋灸。温和灸：点燃艾条，对准施灸部位进行熏灸，病人感到舒适无灼痛感。雀啄灸：点燃艾条，对准施灸部位，像鸟雀啄食一样，一起一落，一远一近。回旋灸：将点燃的艾条悬于施灸部位上方2～3厘米处，左右移动，往返回旋。

灸法则多以艾条灸为常见，直接灸、间接灸和悬灸均可采用。根据疾病情况及所需的养生要求选好穴位，将点燃的艾条或艾炷对准穴位，使局部感到有温和的热力，以感觉温热舒适，并能耐受为度。艾灸时间可在3～5分钟，最长到10～15分钟为宜。

艾炷是用艾绒捏成的圆椎形的用量单位，分大、中、小三种。如蚕豆大者为大炷，如黄豆大者为中炷，如麦粒大者为小炷。每燃烧一个艾炷为一壮。实际应用时，可据体质强弱而选择。体质强者，宜用大炷；体弱者，宜用小炷。

一般说来，健身灸时间可略短；病后康复，施灸时间可略长。春、夏二季，施灸时间宜短，秋、冬宜长；四肢、胸部施灸时间宜短，腹、背部位宜长。老人、妇女、儿童施灸时间宜短，青壮年则时间可略长。施灸的时间，传统方法多以艾炷的大小和施灸壮数的多少来计算。

3. 常用的艾灸保健

（1）感冒

又称伤风，是风邪侵袭人体所致的常见外感疾病，常表现为鼻塞、咳嗽、头痛、恶寒发热、全身不适。

灸法：艾条悬灸风池、大椎、风府、合谷、肺俞、列缺，10～15分钟，艾灸足三里可预防感冒。

（2）哮喘

哮是一种发作性气喘疾患，发作时喉中哮鸣有声；喘是以呼吸困难，甚至张口抬肩，鼻翼扇动，不能平卧为其特征。哮喘本属两虚，二者发作时近似，所以统称为哮喘。一般以咳逆气促，咳痰清稀或泡沫状，色白，肢冷形寒，遇寒而发。

灸法：艾条悬灸膻中（两乳中间），肺俞、风门（即背部肺的对应区），10～15分钟。

（3）头痛

灸法：艾条悬灸百会、足三里、三阴交，10～15分钟。

（4）泻泄

灸法：隔姜灸神阙（即肚脐眼），7壮。

（5）牙痛

口腔疾病，日常生活中最为常见的症状之一，俗话说“牙疼不是病，疼起来要人命”。施灸合谷、太溪等穴时，最好是左病右取、右病左取，在其病变部位的对侧穴位进行灸治，这样效果更好。

灸法：艾条灸合谷、太溪，10～15 分钟。

（6）慢性咽炎

常出现咽部异物感，吐之不出，吞之不下，咽痒，恶心等。

灸法：艾条灸涌泉（足心），30 分钟。

（7）冠心病

心悸、心绞痛是冠心病的主要临床表现。

灸法：艾条灸膻中、内关，20 分钟。

4. 针灸禁忌证及注意事项

（1）针刺禁忌及注意事项

①过于疲劳，精神高度紧张，饥饿者不宜针刺；年老体弱者针刺应尽量采取卧位，取穴宜少，手法宜轻。

②怀孕妇女针刺不宜过猛，腹部、腰骶部及能引起子宫收缩的穴位如合谷、三阴交、昆仑、至阴等禁止针刺。

③小儿因不配合，一般不留针，婴幼儿囟门部及风府、哑门穴等禁针。

④有出血性疾病的患者，或常有自发性出血，损伤后不易止血者，不宜针刺。

⑤皮肤感染，溃疡，瘢痕和肿瘤部位不予针刺。

⑥眼区、胸背、肾区、项部、胃溃疡、肠粘连、肠梗阻患者的腹部，尿潴留患者的耻骨联合区针刺时应掌握深度和角度，禁

用直刺，防止误伤重要脏器。

⑦大怒、大惊、过劳、过饥、过渴、房事、醉酒等禁针。

（2）灸法禁忌及注意事项

①病证禁灸：病在三阳不宜灸，阴虚内热者不宜灸，表证不宜灸，温热病不宜灸，湿热病不宜灸等。对颜面、五官和有大血管的部位以及关节活动部位，不宜采用瘢痕灸。孕妇的腹部和腰骶部不宜施灸。大饥大饱、劳累醉酒、情绪不宁时不宜施灸。

②施灸过程中如感觉太热，可适当将艾条抬高散热；施灸后局部皮肤出现微红灼热，属正常现象。中医提倡冬病夏治虽然艾灸一年四季都适用，但在三伏天做效果最好。

③施灸后当天需避风寒，保持情绪平稳，饮食素淡为宜，切忌生冷厚味。

④施灸后，要喝比平常量多的温开水（不能喝冰水），以帮助排出体内的毒素。施灸后不要立即用冷水洗手或洗澡。

第七节　经络与磁疗

地球是一个磁场，人类无时无刻不受地球磁场的作用与影响，地球同空气、水、阳光一样是人类赖以生存的要素之一。在磁场作用下，形成了人体自身的磁场，据测定，人体的心、肺、大脑、肌肉和神经等都有不同程度的微磁场。应用磁场作用于人体治疗疾病的方法叫磁疗法。

经络是独特的传导系统，经络的功能状态是相对恒定的，它的结构是适于自由基、酶、离子、能量、核酸、组织器官等包括电与磁在内的代谢过程。

经络磁疗是以经络学说为依据，用磁场代替针灸、作用于患者体表某些特定的经络穴位的一种治疗方法。

1. 溯源

我国古代的磁疗以天然磁石为原料，而古人对磁石的认识，从内服到外用经历了几千年的历史，如《管子》一书中记载："上有磁石者，下有铜金"，所谓"铜金"，实际上就是一种铁矿石。有学者认为，这是我国现存古代文献中对磁石的最早记载。

汉·司马迁在《史记·扁鹊仓公列传》中记载"齐王侍医遂病，自练五石服之。"可见，我国早在二千多年前，就知道了以磁石作煎剂服用来治疗疾病。

除了磁石，古代文献中还记载了一些其他含有磁性的药物铁粉，《本草品汇精要》称其："主安心神，坚骨髓除百病，变白润肌肤，令人不老体健能食。久服令人身重肥黑，合和诸药各有所主。"

铁落，《神农本草经》记载其"味辛、平，主风热恶疮疡疽，痂疥气在皮肤中。"

铁锈，《神农本草经》载："铁锈得金器之英华，其味应辛苦，气应寒，恶疮疥癣，湿热所生，蜘蛛虫咬毒气伤血，辛苦能除湿热，寒能解热毒气，故主之也。"

可见磁性药物在古代应用之广泛。

2. 磁疗的作用

（1）促进血液循环，改善微循环

微循环就是血液在微动脉和微静脉血管中的循环（包括血液、淋巴液和组织液在微血管、淋巴管和组织间的循环）。微循环障碍是百病之源，直接与高血压、心脏病、糖尿病、风湿病、痔疮，甚至癌症等的发病有关，通过磁疗可以显著改善微循环。

（2）调节血压，降低血黏度

随着人们生活水平的不断提高，高血压的发病率逐年升高，而且发病年龄有提前的趋势。磁作用于人体首先可解除细小动脉的痉挛，降低血液黏度，这样就可以使高血压患者有降压作用，血压下降。值得一提的是，磁疗不仅对高血压患者有降压作用，而且对低血压患者有升压作用。这主要是通过大脑皮质的调节，提高其对血压变化的敏感性和控制能力，进而对血压进行双向调节。另外，医疗研究证明磁疗能降低血液黏度，其机理是：磁场作用于红细胞，能使红细胞表面负电荷增加，聚集性减弱，变形性增强，从而使血液黏度降低。由于磁疗有调节血压，降低血黏度的作用，所以，使用磁疗产品，对预防和治疗高血压、冠心病、动脉硬化、脑血栓等有很好的效果。

（3）消炎，镇痛作用

炎症的四大特点是红、肿、热、痛。磁疗首先改善了炎症周围的血液循环，使组织细胞得到更多的氧和营养物质，及时排泄对人体有害的代谢物质，消炎消肿。其次可以抑制某些致痛因子的活性，减轻其对感觉神经末梢的刺激，提高痛阈，从而起到镇痛作用。

（4）提高机体的免疫力，延缓衰老

磁疗可以提高免疫系统的机能，激发体内巨噬细胞的吞噬能力。许多使用磁疗产品的人反映，不仅很少患感冒，而且其他传染疾病也明显减少了。这正是磁疗提高免疫力的结果。

（5）调节神经系统的功能，消除疲劳

磁疗可以积极地调整神经系统的功能，纠正自主神经系统功能紊乱，解除肌肉平滑肌的痉挛，起到镇静安神的作用。另外，磁作用于人体，由于血液循环的改善，可加速体内因劳累而产生的乳酸等物质的运转，从而加速消除疲劳。

（6）排毒作用

通过磁疗可以加速血液循环，加速体内毒素的运转和排泄，保持体内环境的洁净。在使用磁疗产品的过程中出现的流泪、腹泻、出粉刺等现象都是具体的排毒表现。

（7）磁疗对人体血脂的影响

血脂是指血液中脂肪物质，血脂高低是指血液中脂肪物质的多少，血脂包括血胆固醇、甘油三酯、高密度脂蛋白、低密度脂蛋白等。研究表明，磁疗能明显改善血脂代谢，有降低胆固醇作用。

（8）磁疗对人体生物电的影响

科学研究表明：生物电、生物磁是人体内客观存在的一种特殊物质，正常人体内生物电、磁在各部位都保持一定的动态平衡。但人生病后，这种平衡即会被打破而出现异常。因此，当人体内生物电，生物磁出现异常时，如外加以适当强度的磁场，作用于人体适当部位，根据电磁感应及磁与磁同极相斥，异极相吸的原理，也会使人体内处于异常状态的生物电，生物磁产生一系列变化，这种变化就会使人体细胞内一些违反常规的电磁运动趋于正常，疾病随之而有所好转。

（9）磁疗对皮肤的影响

磁场可以使皮肤的温度升高。主要由于血管在磁场作用下扩张，血液循环加快所致，磁场还可以使皮肤电阻下降。最近，有人用红外线图谱观察法观察磁性床垫使用情况，使用 5 分钟就发现局部皮肤温度升高，20 分钟后温度升高明显。

3. 现代磁疗法的运用

（1）琳琅满目的现代磁疗用具

磁疗床垫

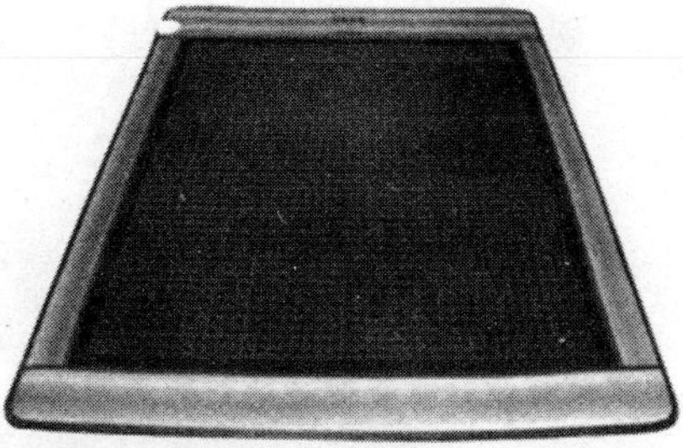

磁疗床垫是在预先缝制的床垫内安装数百块永久性磁铁，这些磁铁是按照人体各穴位排列，躺在磁性床垫上时，这些磁块能舒适均匀地接触人的全身，产生按摩效果，能促进血液循环，有助人体健康，提高睡眠质量。但是一些质量不好的磁疗床垫，大家长期接触它们就会产生身体疲劳、嗜睡、细胞加速凋亡的副作用。因此，磁疗床垫也不是可以随便购买的，最好在使用磁疗床垫前能先咨询医生，得到医生的认可后再凭自身条件选购。

磁疗被

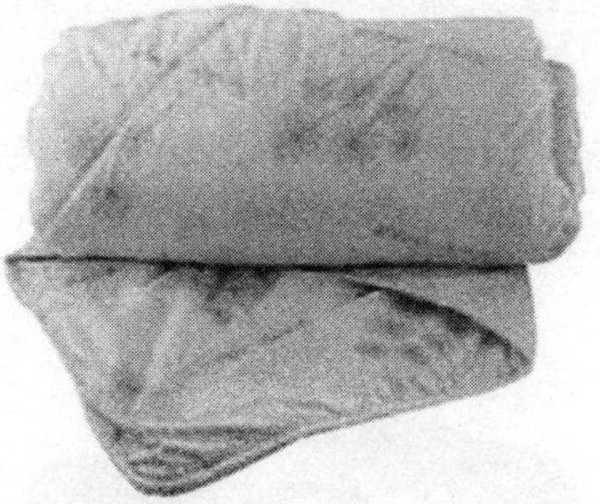

又可分为磁疗空调被、磁疗加厚被、磁疗夏凉被、磁疗羊毛被。它是由天然绿色环保抗菌材料制成，具有抗菌、抑菌、防螨的作用，能有效防止各种菌的传播和交叉感染，防止过敏源引起的疾病，抑菌率99%以上；其所释放生命光线，与人体自身产生共振，改善微循环，促进新陈代谢，活化细胞；可疏通全身经脉、消肿止痛、活血化瘀，改善血液黏稠度、加快新陈代谢。另外磁疗被采用天然矿石，贴身使用，通过透皮吸收钙、铁、锌、硒、镁等多种微量元素和矿物质，能有效地把空气中的微粒离子化，持续不断地产生负氧离子，能给人以仿佛置身于森林瀑布等大自然中的感觉，得到清新、柔爽、舒适、怡神的享受和保健呵护。

磁疗枕

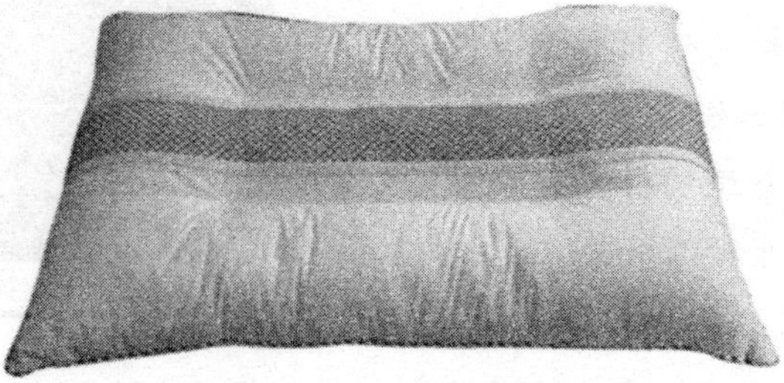

它是集远红外、负离子、纳米、磁疗、抗菌除螨、防紫外线等多种功效于一体的绿色环保功能纤维产品。对颈椎骨质增生、颈椎椎间盘退行性变、颈椎生理曲线改变、椎骨狭窄、颈椎型、神经根型、椎动脉型、脊髓型等各类颈椎病有辅助治疗效果。另外磁疗枕可以充分改善脑部、颈肩部微循环，对高血压、头痛、头晕、颈背酸痛、神经衰弱、失眠、多梦、颈源性血压异常、肩周炎等有辅助治疗作用。还可增加颈动脉流入脑部的血流量，使脑神经处于有序活动状态，提高记忆力。增加头发毛囊的供氧，对各种脱发有预防和辅助治疗作用。

磁疗护颈

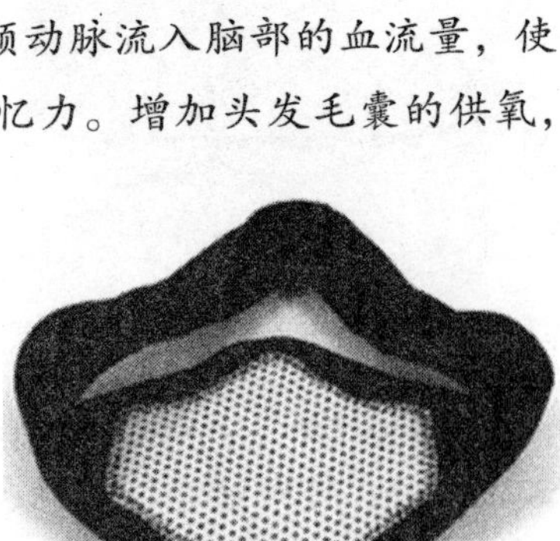

磁疗护颈采用了立体磁场发生器，N、S极左右相对，磁力线横向穿透颈椎，形成闭合的回路磁场，磁疗效果大幅增强，也可

以用手指从护颈外部对两组立体磁场发生器施压，使立体磁场发生器的强磁凸点对护理部位起到指压按摩的作用，同时也会增强磁疗效果，能有效刺激天柱、风池等穴位，起到对颈椎进行按摩，加强磁疗效果和放松颈部肌肉的作用。同时，其发热功能作用于颈部效果更佳。可适用于长期伏案低头读书或工作的人，如中小学生、外科医生、教师办公室职员、财务人员、电焊工、仪器检修工人等；头颈部频繁活动的人，如仪表纪录人员、生产线操作员、电工等；颈部易受伤和颈部活动与受力过多的人，如汽车司机、运动员；可用于各种颈椎病、落枕及颈肩部疼痛性疾病的辅助治疗。

磁疗护腰

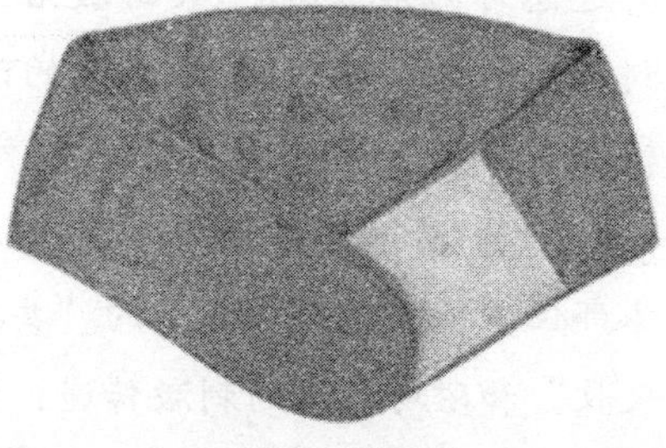

磁疗护腰以电气功能材料为核心，与纳米生物功能材料结合制成的高新技术产品。它具有热电和压电的双重效应，与人体磁场形成共振共鸣。并通过人体自身能量可连续释放热能、负离子、远红外线，从而产生深度热效应。能有效改善血液循环，促进新陈代谢、疏通经络、祛风除湿、镇痛去寒、增强机体抗病能力。适用于腰痛、坐骨神经痛、腰肌劳损、寒性腰痛、胃肠道不适、月经不调，由腰椎增生，腰椎间盘突出引起的疼痛，由妇科病引起的下腹部疼痛，身体畏寒怕冷者，产后痛、下腹部寒冷，腰部寒冷疼痛、胃寒胃痛，日常保健等。

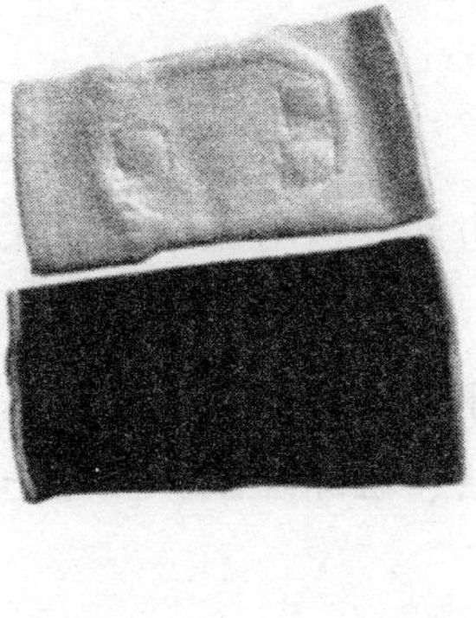

磁疗护膝

远红外磁疗护膝用远红外纤维、磁

性纤维混织而成，远红外发射率高，可充分改善腿部微循环，促进骨折愈合，提高膝关节力量。适应证如：膝关节增生或关节炎，风湿性关节炎、关节扭伤、挫伤、软组织损伤、瘀血、肿胀、疼痛、小腿静脉曲张、下肢浮肿、脉管炎等疾病。

磁疗贴

磁疗贴采用远红外微粉、磁片、医用胶及背衬层组合而成。磁片及远红外微粉能够吸收人体自身辐射的能量并直接发射远红外线光波，从而达到改善微循环，增强肌体细胞活力，加强代谢作用的特点，再配以药疗物理疗法，直接贴敷于患部，能有效促进患部血液循环，从而激活细胞组织、提高代谢机能，以达到快速止痛，防止疼痛复发的治疗目的。主要通过远红外材料辐射出 8 ～ 15 μm 波长的远红外光波和钕铁硼磁石产生强度为 120mT ～ 200mT 的磁场作用于人体部位，经人体对该波长的“共振吸收”和磁场能量的刺激传递，能产生一系列的生物效应，从而激活细胞组织，增加局部血流量，改善血液循环，提高代谢机能，以达到通经活络、祛湿除寒、活血止痛之功效。

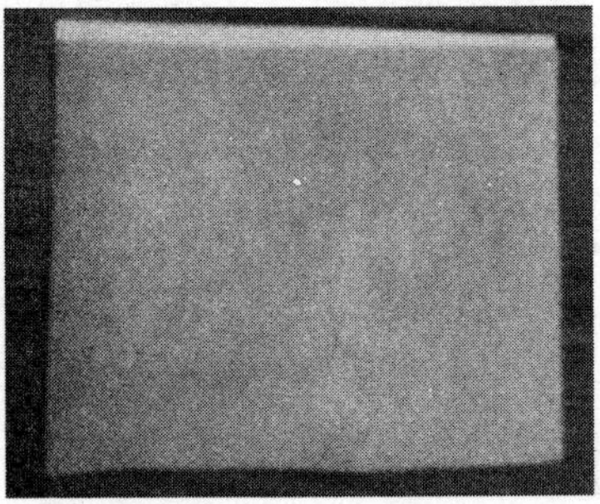

（2）磁场疗法

磁疗，以磁场作用于人体治疗疾病的方法。运用磁场治疗疾病的方法主要有 3 种。

①静磁场疗法：将磁性器材固定于机体的病变部位或穴位上进行防治疾病。如直接贴敷法、间接贴敷法、磁环埋藏、磁疗手

表、磁疗腰带、磁疗背心、磁疗短裤、磁疗枕头、磁疗护肩等。

②动磁场疗法：将磁性物质安装在磁疗机上或电动按摩机上，以起到按摩和磁疗的双重作用。如脉冲磁场法、旋磁治疗法、磁疗按摩机、震动磁疗法和交变磁场疗法等。

③磁处理水疗法：将磁性物质安装在供水设备上或饮用水的容器中，如磁杯、磁水瓶等，将饮用水磁化以达到防治疾病的目的。

4. 磁疗的禁忌证

磁疗法目前尚未发现有绝对禁忌证，但下列情况一般不用磁疗。

①白细胞总数在 4.0×10^9 个 /L 以下者。

②出血或有出血倾向者。

③体质衰弱或过敏体质者。

④孕妇。

有时磁疗过程出现一些副作用，主要症状有心悸、心慌、恶心呕吐、胃纳减退、头昏无力、胸闷、白细胞减少、皮炎等，停止磁疗后副作用迅速消失，不留任何后遗症。

第八节　经络与时间

一年有 365 天，一天有 24 小时，一小时有 60 分，一分钟又有 60 秒。每分每秒人体都在与自然界进行沟通交换，每分每秒人体经络都会受到来自自然界的影响而不断变化着，气血在经络中交通流注、聚集分散，保证了生命的生生不息。

2000 多年前成书的《黄帝内经》中就蕴含着丰富的时间医学的理论，囊括诊断、治疗、养生、预后等多个方面。它强调人体本身的统一性、完整性及其与自然界的相互关系，认为自然界的变化随时影响着人体，人类在能动地适应自然和改造自然的过程中维持着正常的生命活动。这些时间医学的理论对于指导养生、合理治疗有极大的意义。

1. 四季养生调阴阳

四时与五脏分别相应：春肝、夏心、秋肺、冬肾，脾纳入季夏，五脏之间又依靠经络相互联系沟通。

（1）春养肝

春季阳气初生，气温尚冷，故要保养阳气，晚睡早起，具体睡眠时间一般保持在晚上10点半左右，早晨要早起，以6点左右为宜。同时，在穿衣上要注意保暖，因为“春主风”，风邪为患，最易引起感冒，耗伤阳气，稍有不慎，减衣过快，风邪侵袭人体，就会引起感冒。为了配合阳气的生发，可以进行适当的运动，但剧烈运动反而会耗伤阳气，故可以选择散步、踏青、太极拳等。在锻炼的过程中不宜出汗太过，结束时应擦干汗液，以防着凉，这些活动可以促进肝气的疏泄，使身体的阳气更好的生发，有助于肝气的升发与春季升发的特点相统一，从而增强机体对外界环境的适应能力。在精神方面要保持心情舒畅，情志调达，避免暴怒忧郁。饮食方面，春季肝木旺盛，容易克伤脾胃，引起脾气虚的症状，所以在饮食上要“多辛甘以少酸”来保护脾气，如葱、蒜、韭、蓼、蒿、芥等辛味之菜可以适当多食。

体育锻炼也是春季养生的重要方面，春季适合登高远望，传统导引术中的肝脏导引法为：两手相重，按肩上，徐徐缓护身，左右各三遍；又可正坐，两手相叉，反复向胸三五遍。此能去肝家积聚风邪毒气，不令病作。一春早暮，须念念为之，不可懈惰使一曝十寒，方可成效（引自《遵生八笺》）。

此外，春季春暖花开，空气中各种花粉流动，过敏体质的人要注意预防过敏，外出戴口罩，少去公园等花草聚集的地方，如有不适立即去医院就诊。同时，各种流行病容易在春季爆发，所以要注意开窗通风，饮食卫生，勤洗手，提高防病能力。总之，春季养生要顺应春生之性，使阳气生发，调达。

（2）夏养心脾

夏季气候炎热，万物生长，是一年之中阳气最旺盛的季节。夏季与五气之中“暑”气相应，暑为阳邪，易伤津液，津液被伤则会出现气短口渴乏力、口干舌燥、大便干、小便黄等症。而且暑多夹湿，湿邪困厄脾阳，出现神疲乏力、腹胀、便溏等脾气不能运化的症状。所以夏天一定要注重顾护阳气，切忌贪凉饮冷，如果室内空调温度过低，损伤阳气，就容易出现恶心呕吐，腹泻不止的中暑症状。由于热邪容易上扰心神，所以在精神方面注重调畅情志，保持心情愉快，心平气和，“心静自然凉”。饮食上要注意多喝水，或多吃酸性、凉性的食物，如西瓜、绿豆汤、酸梅汤等来清热解暑，生津止渴。

夏季养生重在养心，如果经常做有利于心脏的导引法就可以大大增加夏季养生的效果。具体做法为：正坐，两手作拳，用力左右互筑，各五六度。又以一手向上拓空，如擎石米之重，左右更手行之。又以两手交叉，以脚踏手中，各五六度，闭气为之。去心胸风邪诸疾。行之良久，闭目三咽津，叩齿三通而止（引自《遵生八笺》）。

（3）秋养肺

秋季天气逐渐转凉，阴气渐盛，阳气渐收，是一个丰收的季节。早秋时节温度较高，但湿气较重，故有“秋老虎”之说，天气以湿热并重为特点。此时尤宜顾护脾胃，饮食宜清淡，切忌油腻辛辣食品，宜多食山药、莲子、扁豆、薏苡仁、山楂、牛奶、豆制品等健脾养胃的食物。平素患有胃病者，更要注意胃脘部保暖，勿贪凉饮冷，夜间睡觉要盖好被子，以防腹部着凉而引发胃脘痛或加重旧病。

燥为秋季的主气，具有干燥、收敛的特性，燥邪侵犯人体最易损伤津液，出现各种干燥的症状，如口鼻干燥、咽干口渴、皮肤干涩、小便短少、大便干结等。所以在饮食上宜多吃一些可滋阴润肺的食物，如酸甘化阴生津、滋阴润肺的百合、银耳、芝麻、核桃、糯米、蜂蜜、甘蔗、话梅、山楂及酸味食品。多饮水、多吃水果与绿叶蔬菜，少吃葱、姜、蒜、辣椒等辛辣食品，以免耗伤阴津，出现肺燥咳嗽。在体育锻炼方面可以选择肺脏导引法，具体操作为：可正坐，以两手据地，缩身曲脊，向上三举，去肺家风邪积劳；又当反拳捶背上，左右各三度，去胸臆间风毒。为之良久，闭目叩齿而起（引自《遵生八笺》）。

（4）冬养肾

冬季是一年之中最寒冷的季节，阴气最盛，阳气最弱，草木凋零，万物闭藏。“藏”是冬季最大的特点，冬季养生就要顺应冬藏的特性。冬季阳气虚弱，年老体虚的人容易在冬天发病，许多慢性病和一些严重威胁生命的疾病，如中风、脑溢血、心肌梗死等不仅发病率明显增高，而且死亡率亦急剧上升。所以冬季也一定重视阳气的保护，饮食上多吃牛羊肉等温热的食物，衣着上应当防寒保暖，不要使身体为寒气所伤。在运动方面也不能一味以静为主，少量运动可以起到激发阳气的作用。可以采用肾脏导引法，具体操作：可正坐，以两手耸托，左右引胁三五度，又将手返着膝挽肘，左右同护身三五度，以足前后踏，左右各数十度，能去腰肾风邪积聚（引自《遵生八笺》）。

春生、夏长、秋收、冬藏四季都有其各自的变化规律，人体只有顺应自然界的变化规律来调节自我，达到天人相应，才能更加有效地达到预防保健，防病养生的作用。

2. 子午流注养生调气血

子午流注是中医时间医学的主要代表，“子午”代表时辰，中国传统将一天24小时分为十二时辰，每个时辰相当于现在的两个小时。十二时辰和人体十二经脉分别对应，气血在十二经脉中运行，按照十二时辰的对应顺序流遍全身，一天完成一个周天（即气血在分别十二经脉运行一圈），就像田间水流的灌溉一样，滋养四肢百骸，生生不息。掌握了十二经脉的流注次序，在对应的时刻内进行医学治疗和养生保健，就可以达到事半功倍的效果。

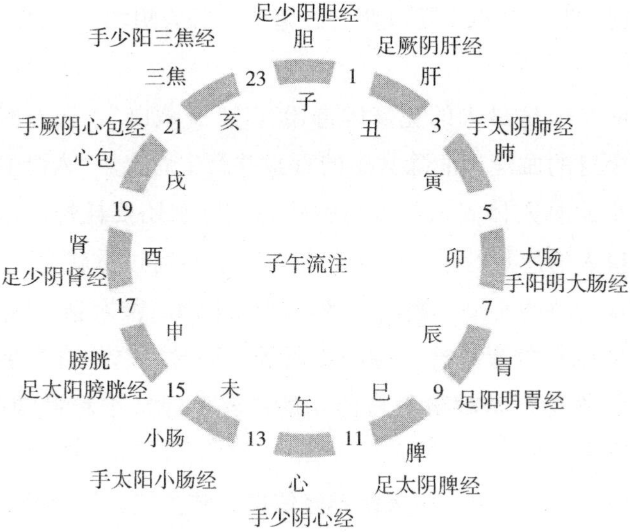

子午流注

子时（23～1点）足少阳胆经值班，胆为阳木，贮藏精气，主决断

子时是一天最黑暗的时候，此时阴阳交替，阴气由盛转衰，阳气生发。所以在23点之前必须睡觉，因为只有在睡眠中人体阳气才能生发。“凡此十一脏，皆取决于胆也”，胆贮藏精气，可调节五脏六腑之气机，子时如果不睡觉，人体阳气无法生发，耗伤五脏六腑的精气，第二天早晨即使睡懒觉也会觉得睡不醒，头昏昏沉沉，面色没有光泽，学习工作注意力不集中。而且气机不畅还会导致急躁易怒，情绪不稳定，严重者会出现胆小易惊、失眠。相反，如果头天晚上11点之前就上床休息，第二天一定会觉得神清气爽，精力旺盛。熬夜的人一定都有这样的体会，一过零点就会觉得特别冷，之后会越来越冷，倘若一夜未睡，第二天早晨也依旧觉得冷，这就是因为没有按时睡觉，阳气不能生发来温煦机体的表现。

丑时（1～3点）足厥阴肝经值班，肝为阴木，“肝藏血”，主疏泄

肝脏是人体最大的免疫解毒器官，“肝藏血”，在丑时肝脏过滤人体全身的血液，清除其中的毒素并产生新血。“人卧则血归于肝”如果此时人体尚未进入睡眠状态，肝脏还要耗伤一部分的肝血来维持人的思想行动，日积月累，肝脏负荷过重就会产生肝病。可以表现为胁肋不适，眼睛干涩，月经不调，善太息，胃口不好，情绪抑郁或者急躁易怒，神经衰弱等。同时“怒伤肝”要想让肝气调达，维持正常解毒藏血的功能，就要保持平和愉悦的心态，切忌“肝火过旺”。

寅时（3～5点）手太阴肺经值班，肺主气，司呼吸

寅时人体进入深睡眠，肺经气血最旺盛，“肺朝百脉，输精于皮毛”，肺在熟睡中将肝贮藏的解毒后的新鲜血液输送到全身，所以人们在早晨起床后觉得神清气爽，精神焕发，骨骼肌肉都得到了很好的休养，准备迎接新的一天。寅时平素就有肺病的人多容易出现咳嗽、呼吸困难，例如支气管哮喘多在此时加重，还有一些心脑血管疾病，例如心绞痛、心肌梗死、脑出血等，也容易在此时发作。所以老年人尽量不要在寅时起床锻炼，等到太阳出来，阳气生发，绿色植物通过光合作用降低了空气中的二氧化碳浓度之后再进行晨练。患有肺病的人平时也可以多按揉肺经原穴太渊。

卯时（5～7点）手阳明大肠经值班，浊阴降，清阳升

“肺与大肠相表里”卯时肺经气血进入大肠，促进大肠蠕动，加速大肠对营养物质的吸收和食物残渣的排出。所以卯时尽量不要睡懒觉，起床喝杯温开水或淡盐水来促进排便，养成良好的排便习惯，每天在同一时间起床排便，逐渐形成生物钟，就不会出现便秘的情况。正常人应该每天排一次大便，最佳的时间便是早上5～7点大肠经当令之时，尚未形成晨起排便的生物钟时，可以在床上做20次提肛运动和逆腹式呼吸运动来促进排便。若依旧没有便意，可以进行摩腹运动，右手压左手置于腹部，先顺时针按揉20圈，然后逆时针转20圈，之后再加上意念诱导，一般都可以解出大便。卯时大肠经值班，顺应天时最宜排便，倘若长期赖床，就会出现便秘、痔疮、脱肛等疾病。大肠浊阴不降，导致其他脏腑清阳不升，还会出现面色萎黄，腹胀口臭，食欲下降，头晕头痛等症状。所以，早晨不要赖床，起来进行适当运动，喝一杯温开水，促进排便，以免体内毒素累积引起疾病。

辰时（7～9点）足阳明胃经值班，易于消化吸收

患有胃病的人都有这样的经验，胃部胀满不适常常发生在午饭或晚饭之后，早饭之后却很少出现。这正是因为早饭之时，也就是7～9点胃经当令，脾胃消化吸收功能旺盛，此时一定要吃有营养的早餐，补充蛋白质和维生素，来提供一天工作学习的需要。如果不吃早饭，日积月累就会引起胃炎、胃溃疡等疾病。

巳时（9～11点）足太阴脾经值班，脾主运化、统血

“脾为后天之本，气血生化之源”脾运化胃受纳的饮食物，将其中的营养物质输送给肺，然后通过肺将营养成分布达全身，营养脏腑经络。脾气虚就会出现腹胀、神疲乏力、大便不成形、食欲下降等症状，出现这些症状时可以按揉或艾灸脾经阴陵泉、胃经足三里来健脾益气。消化不好的人还可以选择将午饭提前到11点。

午时（11～13点）手少阴心经值班，心主血脉

午时是一天之中阳气最旺盛的时刻，此时阴阳交替，气血运行不稳定，和子时相似，所以古人强调睡子午觉。午时心经气血最为旺盛，适宜午睡以养心。午睡的时间不宜过长，大约15分钟到40分钟左右，时间过长，超过1个小时，反而会使阳气不振，下午就会出现疲惫困倦，注意力不集中，影响下午的工作和学习。心经受损会出现心悸心慌、胸闷烦心、失眠健忘等症状，有这些症状的人更应该注重午睡，即使是闭目养神也可以达到意想不到的功效。

未时（13～15点）手太阳小肠经值班，吸收并调节分配营养物质

下午1点到3点的这段时间内小肠经最活跃，小肠加速吸收脾胃腐熟的饮食物，将水液归于膀胱，糟粕传导到大肠，水谷精微上输于脾。所以午饭一定要在1点之前吃。

申时（15～17点）足太阳膀胱经值班，膀胱主贮尿和排尿

“膀胱者，州都之官，津液藏焉，气化则能出矣。”膀胱的主要作用是贮藏尿液并排除尿液，下午 3 ～ 5 点的时候膀胱经气血充盛，所以此时可以适当多喝点水，通过排尿来清除体内废物。如果一个人在申时疲倦乏力，精神不振，很可能是由于膀胱经阳气不足，无法振奋所致，出现这种症状时可以在平时空闲时间多拍打背部膀胱经，疏通足太阳经经气。太阳为三阳经之一，阳气充盛，容易发热，申时人体温较高，阴虚体质的人更加明显，称为日晡发热。同时，申时人体新陈代谢最为旺盛，适宜进行体育锻炼。

酉时（17 ～ 19 点）足少阴肾经值班，肾藏精

肾乃先天之本，肾经在酉时贮藏人体一天脏腑的精华。肾贮藏来自于父母的先天之精，先天充足则人身体强壮，不易生病。所以酉时正是补肾养肾的最佳时机，可以多吃一些黑色的食物，例如黑豆、黑芝麻、黑米等，同时肾精不足的人（腰膝酸软、头晕耳鸣、失眠健忘）也可以多按揉足少阴肾经的原穴太溪，以稳固先天之本。

戌时（19 ～ 21 点）手厥阴心包经值班，宜养心

在中医理论中有心包的概念，指的是心脏外的一层包膜，邪气侵犯心脏时，由它先承受，减轻对心脏的伤害。戌时心包经气血充盛，最适宜于治疗心经疾病，使心脏处于正常平衡的状态。失眠患者可以选择在戌时吃药或进行针灸治疗，在此时按揉腋窝极泉穴 2 ～ 3 分钟会立刻感到心胸开阔，神清气爽。经常在亥时按揉内关穴可以起到养心安神的作用。

亥时（21 ～ 23 点）手少阳三焦经值班，三焦总领五脏六腑

三焦是“上焦”“中焦”“下焦”三者的总称，涵盖胸腹腔所有脏器，是五脏六腑功能的概括，三焦经气机通畅的话，人体全身的气血也运行正常，否则就会产生疾病。所以，在亥时应该休息，在睡眠中才可以养三焦经，使全身上下得以休养生息，第二天起床才会面色红润。遗憾的是，现代人生活节奏太快，熬夜刷微信、打游戏的比比皆是，所以很少能在大街上看到气色红润的人。睡前可以用热水泡脚，按揉足底涌泉穴，交通心肾，促进睡眠。

人作为大自然的产物，休息、饮食、起居、锻炼都要顺从大自然的规律。太阳升，人要醒，太阳落，人就要休息。睡眠对养生极为重要，23 点之前必须休息，早上 7 点前一定要起床，这样休养皮肤才能长久保持红润有光泽，你可以想想身边那些长期患有失眠的女性，是不是看起来面色萎黄，皮肤色素沉积，毫无光泽。伴随大自然日升日落的变化，人体的气血也在不同经脉间流走，这是多么神奇的一件事情啊！聪明的祖先发现了气血经络的流注规律，如果我们不抓住它，顺应人体和自然统一的变化规律来充养气血、调整阴阳岂不令人扼腕叹息？

第四章　你的经络需要知己伴侣

“经脉者，所以能决死生，处百病，调虚实，不可不通。”

——《灵枢·经脉》

经络畅通是人体健康之根。

经络是运行气血，联系脏腑、体表及全身各部的通道，是人体功能的重要调控系统。经络畅通，人才能身体康健、精神饱满。

知己（KY3H）经络梳理服务秉承中国传统医学“治未病”理念，以“经络通畅”为目标，率先提出了十个“一”：包括一“说”、一“站”、一“听”、一“贴”、一“选”、一“砭”、一“灸”、一“推”、一“刮”、一“戴”的系列服务，通过采集人体的声学信息，评估功能失调的经络，提示可能出现的相关风险症状群和慢病群，进而协助客户，综合运用运动、音乐、磁疗、膳食、砭石、艾灸、推拿、刮痧等技术，对整体经络功能状态进行随时、自主的个性化梳理，从而达到经络通畅，百病不生的目的。

知己（KY3H）经络梳理服务一览表

类别	项目
评估	一“说”：评估经络功能状态
干预	一“站”：和畅经络运动
	一“听”：“乐药”音乐
	一“贴”：磁疗敷贴

续表

类别	项目
干预	一“选”：传统膳食
	一“戴”：电耳针
	一“砭”：砭法
	一“灸”：灸法
	一“推”：推拿
	一“刮”：刮痧

第一节　知己（KY3H）经络功能状态评估

知己（KY3H）经络功能状态评估通过一“说”服务来实现。一“说”服务是以《黄帝内经》“阴阳二十五人”学说和古代音律学为理论依据，利用现代物理声学、生物模式识别技术，精确采集、量化分析人体的声音信息，对人体经络功能状态进行评估：判断其音型（二十五音型），从而确定功能失调的经络或不畅的经络，并提示此经络功能失调可能产生的风险症状群和进一步发展可能导致的风险慢病群。

1. 从中医闻诊说起

中医四诊——望、闻、问、切，四诊合参，是中医诊断病情的特色之一，然而现代中医临床应用中，越来越多地应用望诊、问诊、切诊，而“闻诊”在中医的临床应用中渐渐被忽略直至遗忘。

“闻”——包括听声音与嗅气味。此处的闻专指用耳听。其实早在2000多年前的，我们的祖先就在日常的生活经验中总结出了闻诊的相关方法，并记载于传统医学典籍的章节中，如《素问·阴阳应象大论篇》“视喘息，听声音，而知所苦”；《素问·五藏生成篇》“五藏相音，可以意识”；《灵枢·顺气一日分为四时》“病变于音者，取之经”；《千金要方·卷一·诊候》曰：“上医听声，中医察色，下医诊脉”。听声诊病是上医，是非常重要的诊查疾病的防范，但是随着时间的推移，闻诊对实施者本身能力要求之高加之古人医术不外传的传授方式，闻诊渐渐的消失在人们的视野中。

在闻诊这门技艺失传了2000多年后的今天，人们开始重新进行整理和发掘，并且结合最新的细胞声学，利用现代科学技术手段，代替人的听觉系统，分析人类的声音，做出精准的量化分析，使闻诊成为现代医学临床诊断的一门新技术。

2.《黄帝内经》中五音与经络的对应

声音不仅仅能反应出人体的正气是否充足，还能根据声音的特点，判断出人体经络功能状态是否健康，需要调理哪一条经络的哪一段。五音与经络的对应在《灵枢·阴阳二十五人》有比较详尽的描述如：

“木形之人，比于上角，似于苍帝，其为人苍色，小头，长面大肩背直身小，手足好。有才，劳心少力多忧，劳于事，能春夏不能秋冬感而病生。足厥阴，佗佗然，大角之人比于左足少阳，少阳之上遗遗然。左角之人比于右足少阳，少阳之下随随然。钛角之人，比于右足少阳，少阳之上推推然。判角之人比于左足少阳，少阳之下枯枯然。”

“火形之人，比于上徵，似于赤帝。其为人赤色广（月引），脱面，小头，好肩背，髀腹小手足，行安地疾心，行摇肩背肉满。

有气轻财少信多虑，见事明好颜，急心不寿暴死。能春夏不能秋冬，秋冬感而病生，手少阴核核然。质徵之人，比于左手太阳，太阳之上，肌肌然，少徵之人比于右手太阳，太阳之下慆慆然，右徵之人比于右手太阳，太阳之上鲛鲛然。质判之人，比于左手太阳，太阳之下支支颐颐然。”

“土形于之人，比于上宫，似于上古黄帝，其为人黄色圆面、大头、美肩背、大腹、美股胫、小手足、多肉、上下相称行安地，举足浮。安心，好利人不喜权势，善附人也。能秋冬不能春夏，春夏感而病生，足太阴，敦敦然。大宫之人比于左足阳明，阳明之上婉婉然。加宫之人，比于左足阳明，阳明之下坎坎然。少宫之人，比于右足阳明，阳明之上，枢枢然。左宫之人，比于右足阳明，阳明之下，兀兀然。”

“金形之人比于上商，似于白帝，其为人方面白色、小头、小肩背小腹、小手足如骨发踵外，骨轻。身清廉，急心静悍，善为吏，能秋冬，不能春夏，春夏感而病生。手太阴敦敦然，钛商之人比于左手阳明，阳明之上，廉廉然。右商之人，比于左手阳明，阳明之下脱脱然。左商之人比于右手阳明，阳明之上监监然。少商之人，比于右手阳明，阳明之下，严严然。”

“水形之人，比于上羽，似于黑帝，其为人，黑色面不平，大头廉颐，小肩大腹动手足，发行摇身下尻长，背延延然。不敬畏善欺绍人，戮死。能秋冬不能春夏，春夏感而病生。足少阴汗汗然。大羽之人，比于右足太阳，太阳之上，颊颊然。少羽之人，比于左足太阳，太阳之下洁洁然。桎之为人，比于左足太阳，太阳之上安安然。是故五形之人二十五变者，众之所以相欺者是也。”

《黄帝内经》中五行思想贯穿始终，先立金、木、土、水、火五行，然后再以对应的宫、商、角、徵、羽，五音中的每一音再细化为五个音，所以得二十五音，二十五音又分别与人体脏腑、经络对应。

表 1 五脏、五音对应表

五行	土	金	木	火	水
五脏	脾	肺	肝	心	肾
五音	宫	商	角	徵	羽

表 2 二十五音一览表

宫音	少宫	左角宫	上宫	加宫	大宫
商音	少商	左商	上商	右商	钛商
角音	右 [少] 角	判角	上角	钛角	大角
徵音	少徵	判徵	上徵	右徵	质徵
羽音	少羽	判羽	上羽	众羽	大羽

3. 现代声学是桥梁

声音，是由物体振动产生的声波。

人体是有无数个细胞组成的，而细胞特有的框架结构使细胞具有完整的张力，而且灵活多变，从而使它们得以运动便捷，根据外界环境的变化，如温度、营养物质的浓度、化学物质的改变等种种因素，而改变自己的运动方向，得以生存和繁衍后代。也正是因为这种构造，它们的表面具有振动的可能，因振动而产生声音。

整个人体的所有细胞都在一个闭合的系统内振动，相类似的细胞聚合在一起，使整个系统在一个和谐的状态下振动。就像不同质量的物品混杂在一起，同时振动后，相同质量的物质就会渐渐合并在一起，并有明显的界限。相同质量的细胞融合在一起，就形成器官和系统。在振动中，各细胞之间可能产生特殊的能量场或者物质通道，传统中医认为是十二条经络。振动一旦不和谐，就是疾病的开始。

2000 年，德国洪堡大学生物研究所在三个实验上发现动物（日本猕猴、德国的家猫、狼狗）在生病或者受伤时，会发生发音基本频率的改变。

声音的测量可以通过现代的技术手段来实现。

人体说话时的发音频率跨度很大，且各具特色，很难仅凭人的听觉器官区分出来，更难分辨二十五音。不过，运用现代声学理论与模式识别技术，我们能很好地解决这个问题。运用生物模式识别技术，采集人的声音，将其基频、振幅和泛音等音色元素，通过特征抽取，还原成不同的结构型声学数据聚类，分别与阴阳二十五人的声学特征进行对比，从而完成对二十五种经络状态的辨识。

4. 一“说”而知经络

“子期死，伯牙破琴而绝弦”，可见寻得一知音人的不易，对于经络而言也是这样，对于这门失传两千多年的技艺，炎黄东方（北京）健康科技有限公司多面来致力于通过声音评估经络功能状态的研究，在国家“十二五”科技支撑计划项目的支持下，经过大量的文献查阅及临床考证，结合现代科学技术，开发并研制出了一种简单而有效的经络状态评估方法，让我们可以成为经络的知音，听懂经络的语言。

一“说”而知经络的方法非常简便。

我们普通人在家里用一个智能手机就可以通过自己的声音来辨别经络或者身体的健康状况。手机登录网址 http：//pan.baidu.com/s/1gdjEGoj，即可免费下载经络梳理服务移动终端（APP），下载完成后，根据提示完成安装。

登录后，请在安静的室内环境中进行评估，保持自身处于平静状态 10 分钟左右，将手机置于面部正前方 15 厘米左右，点击“开始辨识”，用自然的语音语调，依次读取屏幕方框中显示的 5 个汉字——哆、来、咪、嗦、啦，字与字之间略做停顿。等待数秒钟后，APP 会根据测试者的声音经过精密计算，判断出测试者身体经络的状态，获得《评估报告》和《调理建议干预方案》，包括个性化的经络功能锻炼方法：“和畅经络运动”，情志调理音乐：“乐药”，穴位调理处方，膳食调理处方等。长期据此习练，欣赏音乐，穴位贴敷，能舒通筋经、调理脏腑、通达情志，从而达到传统中医理论上讲的“人体三通，百病不生”的目的。

第二节　知己（KY3H）经络功能状态干预

知己（KY3H）经络功能状态干预服务，是根据经络状态评估的结果，综合运用传统的运动、音乐、磁疗、膳食、砭石、艾灸、推拿、刮痧等技术，进行全方位调理的系列服务集合，共包括一“站”、一“听”、一“贴”、一“选”、一“砭”、一“灸”、一“推”、一“刮”、一“戴”，九个“一”。

其中，一“灸”、一“刮”的他助服务，是经络的传统调理方法，由专门的调理医师来操作，根据《经络功能状态评估报告》

的《灸法处方》与《刮痧处方》，依据经络循行的路线，进行穴位的刮痧与艾灸。此外，一“站”、一“听”、一“贴”、一“选”、一“砭”、一“推”、一“戴”均为可自主操作的项目，具体如下：

1. 一“站”——“一站八式，周身通泰”：和畅经络运动

《吕氏春秋》强调动以养形“流水不腐，户枢不蠹，动也。形气亦然，形不动则精不流，精不流则气郁”。坚持形体的运动，有疏经通络、行气活血、通利关节、强筋健骨的功效。

和畅经络运动，源于中国传统健身功法，由国家“十二五”科技支撑计划项目立项，北京中医药大学联合炎黄东方（北京）健康科技有限公司研发完成。整套动作共分八式，简洁流畅，循序渐进，通过对不同经络的拉伸与锻炼，从而达到有序疏通经脉，调和脏腑的功效。

有别于其他的传统健身方法，和畅经络运动首先要求锻炼者在运动的过程中，始终保持一个特定的站姿，即通过配套器具“和畅行”，使锻炼者的足太阳膀胱经始终处于拉伸状态。作为十二经脉的重要一支，膀胱经上分布着十二背俞穴，是五脏六腑之气输注于腰背部的重要穴位，直接与脏腑功能状态相应；其次，建议锻炼者选择适宜的时间进行运动，祖国医学认为，在人体的十二经脉中，其气血的盈亏与十二时辰有密切的关联，在适宜时辰进行经络运动，能够更有效地疏通经络气血，达到事半功倍的效果。

* 运动配套器具

和畅行是辅助“和畅经络运动”习练的必备器械，根据倾角不同共有五个档位可调节。

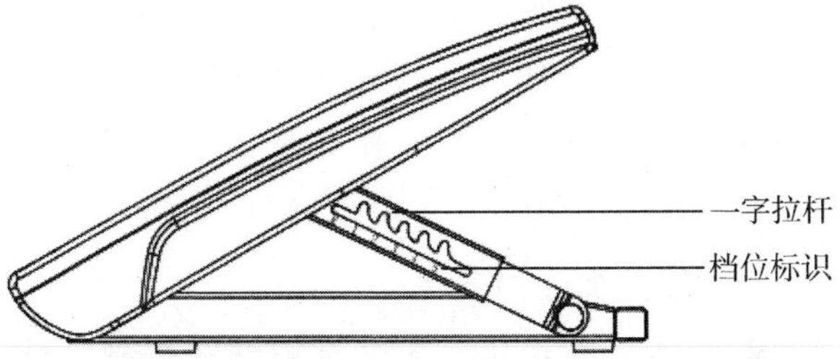

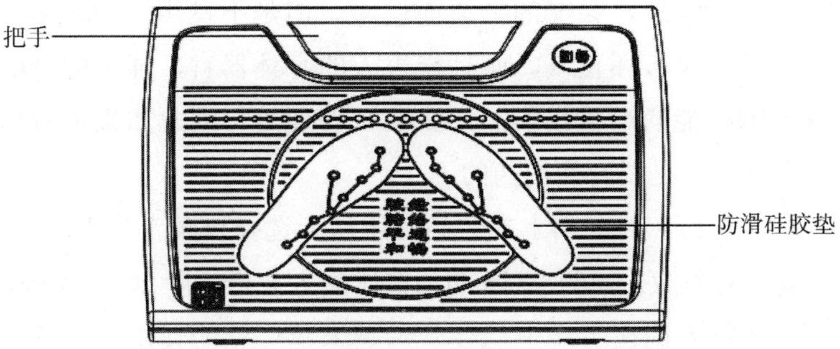

第1、2档位，适用于老年人、青少年、慢病患者及初次习练者。

第3、4档位，适用于身体健康，平衡性及柔韧度好，初级习练一段时间后，经脉拉伸无明显不适的人群。

第5档位，适用于和畅经络运动的资深习练者。

可选择适合自身条件的档位进行习练，以达到拉伸经筋，通畅经络的目的。建议初学者先从第1档位开始，待身体逐步适应后，再开始进行较高档位的习练，以免造成运动损伤。

和畅经络运动习练方法，详见附录。

2.一“听”——“一曲终了，病退人安”：“乐药”音乐

音乐是大自然赐予我们的恩惠，它给每个人带来不一样的感受，人们禁不住喜爱它。

其实经络也要听音乐，这听起来似乎很匪夷所思。其实经络与人一样，对于音乐，有人喜欢听舒缓柔和的，有人喜欢听节奏明快的，有人喜欢听管乐，有人喜欢听弦乐，经络也一样，它们都有着自己的兴趣和爱好，它们的爱好也会随着年龄、节气、季节、身体健康程度的变化而变化。

听到优美而适合的音乐，人会觉得情绪平稳，身心愉悦，经络也会有所反应，会变的畅通而健康。但是不良声波的刺激，比如噪声，不仅破坏正气，而且损害人的身体器官，强大的音响会造成大脑机能的严重损伤，如头痛、昏迷等。因此如果说音乐是一剂良药，也是要对症用药的。

有人观察，对肝阳上亢的高血压病人选择以角音为主的音乐。如《春江花月夜》，可使 83% 的高血压病人血压下降 20 ～ 30mmHg。

其实，人们在生活中已经开始越来越广泛的使用音乐的调理作用，比如现在大多数孕妇都选择听柔和优美的音乐，以对腹中的胎儿进行胎教，期盼孩子出生后，能够身心健康。

不但如此，日本料理中的生牛肉肉质特别鲜嫩，据说那些牛都是听着音乐长大的。一个在日本待了十余年的法国吉他手马曼，自称师从斯登海姆，在 20 世纪 80 年代初期，发明了利用针灸、色彩和音乐治疗疾病的 Tama-Do 音乐治疗方法，风靡世界。Tama-Do 采用的针灸，不是利用针，而是用不同频率的音叉，选择需要进行治疗的频率范围的音叉，使其振动后放在要进行治疗的经络上进行调理，以代替针刺。

我们普通人不是专业的音乐人才，很难能判别出哪些音乐适合我们自己，一“听”乐药服务，很好地帮我们解决了这个问题。乐药服务基于五音与五行、五脏相属相依，五行相生、相克理论，按照传统音乐理论的调式的划分，根据人体经络功能状态的不同音型，制定“乐药”的调治原则，从而实现个性化音乐调理。《金峨山房医话》将音乐疗疾作用归纳为：“宫音悠悠谐和，助脾健运，旺盛食欲；商音铿铿肃劲，善制躁怒，使人安宁；角音条畅平和，善消忧郁，助人入眠，徵音抑扬咏越，通调血脉，抖擞精神；羽音柔和透彻，发人深思，启迪心灵”，乐药曲库，由中国音乐学院作曲系创作团队，根据传统五音理论创作，在聆听中让曲调、情志、脏气、经络共鸣互动，达到动荡血脉、通畅精神和经络的作用。

3. 一“贴”——“一贴补泻，畅通气血”：磁疗敷贴

穴位是人体脏腑经络气血输注于体表的关键部位，对其进行调理，有畅通经络，提高脏腑功能的功效。在多种生物能量之中，由于磁场在体内具备传导性和持久性的特点，对经络的感应性最强，能起到针灸刺激穴位的作用：一方面，穴位磁疗能迅速补充经络能量，疏通经络；另一方面，当停止磁疗以后，磁的经络效应仍可持续较长的一段时间，保持其防治的效果。

一“贴”磁疗敷贴服务即以经络学说为依据，用磁疗代替针灸，针对人体经络功能不同状态，选择适宜穴位，进行敷贴，达到经络通畅的效果。

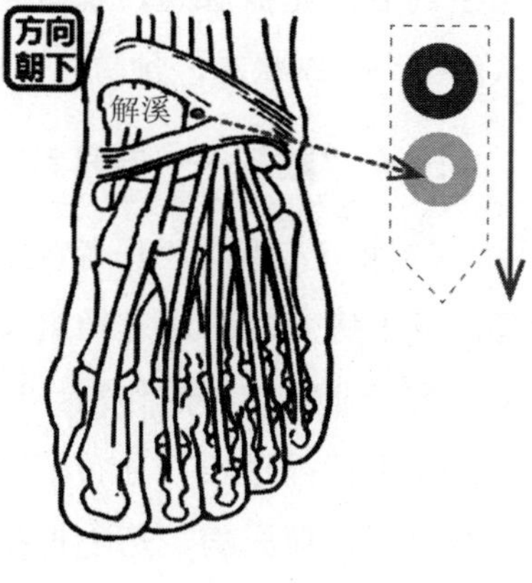

知己（KY3H）服务运用现代科技磁疗技术“递增性磁场循经络导向传感”的磁疗敷贴方法，制成磁疗贴片贴敷于《个体经络

功能状态评估报告》中所示经络穴位。

（1）每一片穴位敷贴由2枚磁片组成；

（2）“有余者泻之，不足者补之”“实者泻之，虚者补之”。突出磁疗需要补泄，才会有效。两磁片磁力强度梯度递增，磁场方向与经络方向平行，按照中医经络调理顺补逆泻的原理，顺经络为补，逆经络为泻。

4. 一“选”——“安身之本，必资于食”：膳食处方

我国素有“药食同源”之说。祖国传统医学认为食即是药，它们同源、同用、同效。食物的性能与药物的性能一致，包括“气”“味”“升降沉浮”“归经”“补泻”等内容。食物对机体的功能体现在固护先后天、调理阴阳、补虚泻实及疏通经络四个方面。

一“选”食疗处方服务，即以中国传统膳食理论为基础，以“饮食有节，谨和五味”为基本原则，根据人体经络功能的不同状态，选择适宜膳食，制定食疗处方，利用食物的天然植物之性，化生气血，充盈脉道，保证经络运行的通畅，纠正脏腑的偏颇，从而提高健康状态，预防疾病的发生、发展和变化。

5. 一“戴”——电耳针

《灵枢・口问》：“耳者，宗脉之所聚也”。人体十二经脉皆通于耳，发生病变时可通过经络反映到耳廓相应点上。耳穴在人体健康中有着非常重要的作用。现代研究也发现，耳部的迷走神经是脑神经中行程最长、分布范围最广的神经。针对迷走神经的疗法对高血压、糖尿病、药物抵抗型癫痫及抑郁症均有一定疗效。迷

走神经在外耳有一分支即迷走神经耳支，主要分布于外耳道及耳甲区，通过刺激耳甲区及外耳道，也能产生迷走神经效应。

一“戴”选取与情志状态相关的肝、胆、心等耳穴全息点，以电脉冲刺激模拟中医针刺手法，根据《经络功能状态评估报告》，按照《乐药处方》提示的相应乐曲，利用不同调式的古乐，驱动运针的频率和振幅，实现在收听乐药的同时，对肝、胆、心等耳穴全息点进行针刺调理。

6. 一“砭”——温助阳气，疏通经络

砭术产生于新石器时代，是一种用尖石、石片或陶瓷碎片刺割或按压体表的外治法。在最早的文献记载见于马王堆汉墓《帛书·脉法》:“用砭启脉者必如是，痈肿有脓，则称其大小而为之砭。”《素问·宝命全形论篇》云:“针有悬布天下者五，黔首共余食，莫知之也。一曰治神，二曰知养身，三曰知毒药为真，四曰制砭石小大，五曰知府藏血气之诊。五法俱立，各有所先。”砭石是古代医家常用的基本器具。

一“砭”即以《山海经》中所载的道地泗水之滨砭石，取其温助阳气、养筋荣脉，宣导气血、疏通经络，逐寒祛湿、消痹止痛，祛瘀止痛、清热消肿，潜阳安神、止悸定惊的作用，根据《经络功能状态评估报告》的《砭法处方》，选择砭石或砭石敷贴，刺激相应穴位，实现对经络状态的干预。

7. 一“推”——和畅终端的自主推拿调理

《素问·离合真邪论篇》:“帝曰：不足者补之奈何？岐伯日：必先扪而循之，切而散之，推而按之，弹而怒之，抓而下之，通而取之，外引其门，以闭其神。”明·高濂撰《遵生八笺》记载:

"人身流畅，皆一气之所通，气流则形和，气塞则形病……按摩导引之术，所以行气血，利关节，故延年却病，以按摩导引为先。"

一"推"服务，根据《推拿处方》通过和畅依终端的推拿通经模块，能实现不同程度和频次的自主推拿调理。

附 录

和畅经络运动习练方法与习练时间

和畅经络运动源于传统健身功法，共有8式。是在经络脏腑气血充盈的适宜时辰，通过和畅经络运动器械保持特定站姿，完成相应动作，可实现对不同经络的拉伸与锻炼，从而达到疏通经脉、调和脏腑的功效。

一、习练方法

可通过腾讯应用宝或苹果商店搜索由炎黄东方（北京）健康科技有限公司出品的“经络梳理”移动服务终端（APP），“运动”栏目中有此功法的详细介绍，可以自行下载习练。

【第一式】起式

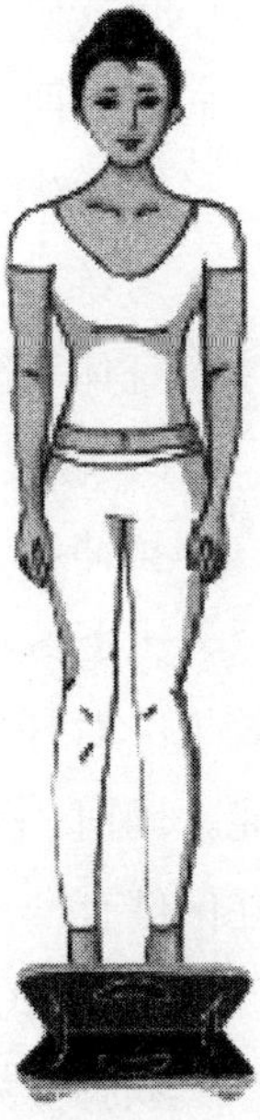

站立于和畅行上，双脚尖并拢，脚跟分开，呈45°角，沉肩、坠肘、松腰、敛臀，两手臂自然放于身体两侧。

百会上提，头正颈直，舌抵上腭，下颌微收，腰背部尽量向上延展，保持身体与地面的垂直，目视前方。此时，您的脚踝、小腿、腘窝、大腿后侧有较强的拉伸感。

开始吸气，腹部慢慢地向外隆起，头颈部带动脊背向上延伸；呼气，腹部慢慢内收，一吸一呼，10个呼吸即可。

习练要点：心静体松，身体与地面保持垂直。

▷ 解读

此式作用：足跟发力，激发足部根穴经气；同时拉抻足太阳膀胱经、足少阴肾经、足厥阴肝经、足太阴脾经，有助于疏通这四条经脉，具有祛内寒、疏肝气、和胃气的作用。

【第二式】剑指后仰式

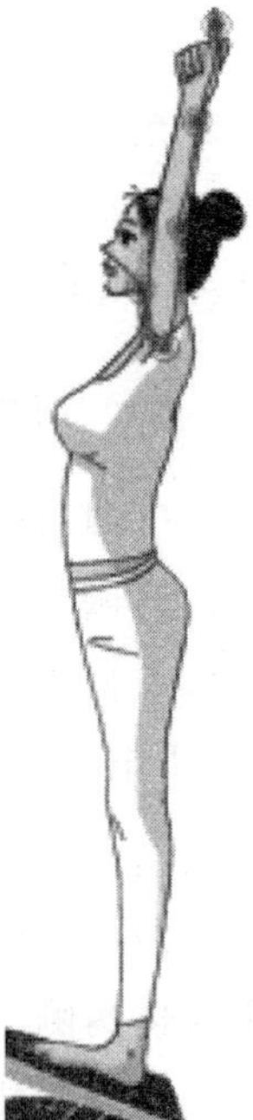

双脚姿势保持不变，立于和畅行上。

舌舐上腭，下颌微收，鼻息调匀。吸气，翻转掌心朝外，两臂自体侧向上缓缓举至头顶，两手合十相握成“剑指”，将力量汇集于食指指端，并带动身体尽量向上延伸，两臂紧贴双耳。

呼气，剑指带动头、颈、背、腰依次缓缓向后弯曲至极限。

再次吸气，于极限处保持，呼气，身体尝试不断向后弯曲，保持身体稳定，完成 10 个呼吸。

身体缓缓归于正位，双臂自然放松，回归体侧。

习练要点：两臂紧贴双耳；循序渐进地后仰，注意身体平衡稳定。

▷ 解读

拉伸手太阴肺经、手阳明大肠经、任脉（重复）。具有通畅肺经、大肠经的作用，对防治肺系疾病，改善便秘、便溏有不错的效果；对任脉的刺激，能改善女性月经不适的问题，提升生殖机能。同时，后仰的动作，能加强颈椎、胸椎、腰椎的锻炼，对脊柱保健有一定作用。

【第三式】俯身下探式

双脚姿势保持不变，立于和畅行上。

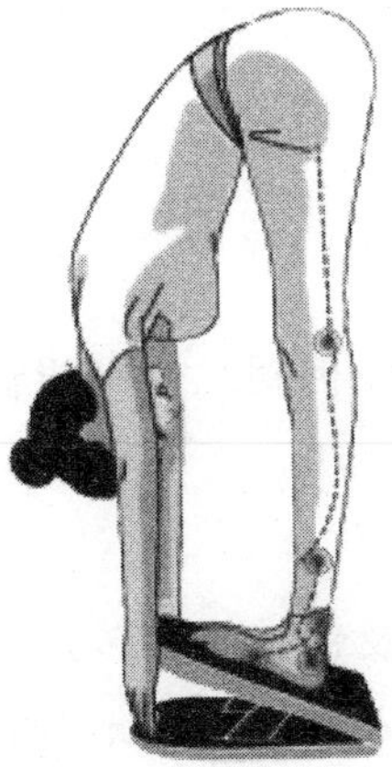

吸气，头颈部带动脊背向上延展。

呼气，上身慢慢向下弯曲，同时两臂从体侧自然下垂至身前。左右轻轻摆动臀部，使腰、背、肩、颈、头部依次放松，自然下垂。

保持自然的呼吸，呼气时两臂带动身体尽量下探，在极限处保持 3 分钟。

身体缓缓归于正位，两臂放松回归体侧。

习练要点：下探过程中，保持腰、背、肩、颈、头的自然放松，头部和双臂自然垂下；极限处尽量保持较长时间。

▷ 解读

拉伸足少阴肾经、足太阳膀胱经，达到通肾经、膀胱经的目的（作用）。在此过程中，小腿后侧肌肉与委中穴的拉伸感尤为明显。委中位于人体腘窝（膝盖后）处，属足太阳膀胱经，平时最易产生“筋结”，疏通此处“筋结”，得到充分延展，能明显缓解腰背痛，即为“腰背委中求”之义。

【第四式】左右扭转式

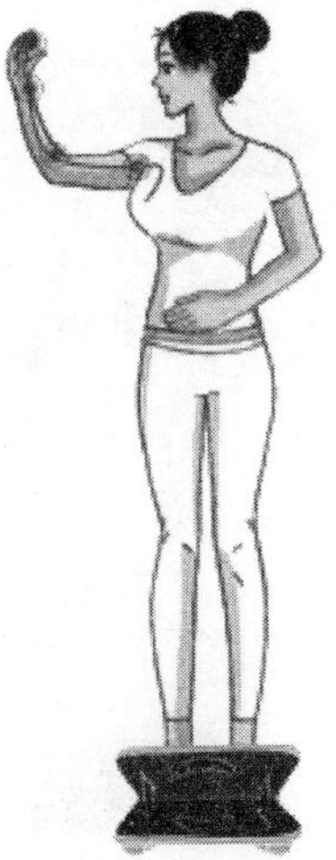

双脚打开，脚尖内扣，呈“内八字形”。舌抵上腭，鼻息调匀，目视前方。

左手缓缓抬起至面前，掌心朝内，目视左手心劳宫穴（握拳时中指对应的掌心处），右手臂抬起至小腹肚脐处，左手臂带动上半身缓缓向左旋转（注意髋关节保持不动），至极限处，稍停顿 3 ～ 5 秒，缓缓回归正位。

右手臂经左臂内侧向上抬起至面前，掌心朝内，目视右手心劳宫穴，左侧手臂向下落至小腹肚脐处，右手臂带动上半身缓缓向右旋转（注意髋关节保持不动），至极限处，稍停顿 3 ～ 5 秒。

左右练习各 10 次，身体缓缓归于正位，两臂自然放松，回归体侧。

习练要点：一手上抬，目视劳宫，一手护住神阙；上身扭转时，注意髋关节、臀部及下肢保持正直。

▷ 解读

完成对手厥阴心包经、手少阴心经的拉伸及带脉的运转。本式将目光集中于手心劳宫穴，另一手护住神阙穴，在固护元阳的同时，敛心神，清心火，有安神定志的作用；左右旋转时，运转带脉，能协调其他经脉，兼有固摄下元的功效，对于女性常见月经不调、闭经、附件炎、盆腔炎有一定作用。

【第五式】体侧弯腰式

保持姿势不变，舌抵上腭，鼻息调匀，双臂自然下垂，目视前方。

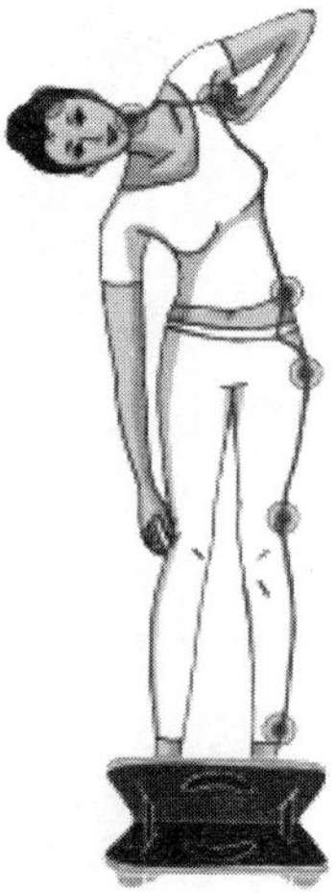

身体向左侧弯曲，左手沿裤中线下探至极限的同时，右手沿体侧上提至腋下，肘关节要与身体保持在同一平面上，头部左倾，自然放松，目视正前方，稍作停顿，身体缓缓归于正位，调整呼吸。

反方向，身体缓缓向右侧弯曲，右手沿裤中线下探至极限的同时，左手沿体侧上提至腋下，头部右倾，自然放松，目视正前方，稍作停顿，身体缓缓归于正位，调整呼吸。

左右练习各 10 次。

习练要点：左右始终保持在同一平面上；头部随上身自然放松。

▷ 解读

此式作用：拉伸身体两侧的足少阳胆经，肝经、胆经互为表里。经常习练此式，具有疏利肝胆、调整气血的作用。能够防治偏头痛、胁痛、腰腿痛、乳房胀痛等。

【第六式】俯身下探加强式

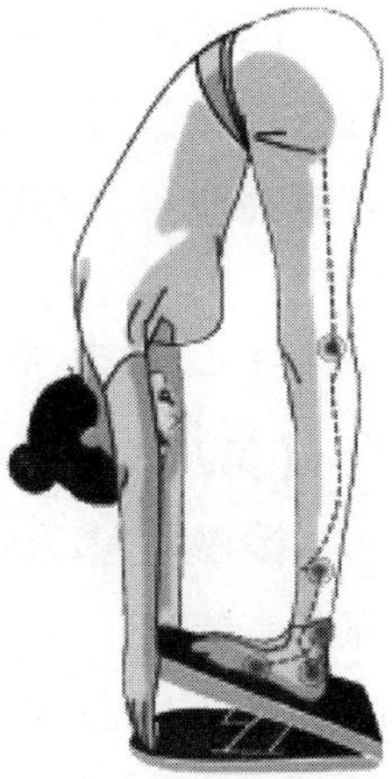

双脚姿势保持不变，立于和畅行上。

吸气，头颈部带动脊背向上延展。

呼气，上身慢慢向下弯曲，同时两臂从体侧自然下垂至身前。左右轻轻摆动臀部，使腰、背、肩、颈、头部依次放松，自然下垂。

保持自然的呼吸，呼气时两臂带动身体尽量下探，在极限处保持 3 分钟。

身体缓缓归于正位，两臂放松回归体侧。

习练要点：双足分开成内八字；下探过程中，保持腰、背、肩、颈、头的自然放松，头部和双臂自然垂下；极限处尽量保持较长时间。

▷ 解读

此式作用：此式与第三式的区别在于双足分开，加强了对足少阴肾经、足太阳膀胱经的拉伸，同时刺激了足阳明胃经、足太阴脾经，使深层经脉及其经筋得以拉伸，能补益肝肾、健脾和胃，对于增强记忆力、强健筋骨、提升人体消化功能有一定作用。

【第七式】婴儿环抱式

慢慢将身体后转，双脚并拢直立于和畅行上。

两臂自然垂于体侧，下颌微收，唇齿合拢。

两腿缓缓下蹲，双手合抱于膝上，额头贴于双膝之上1分钟，骶椎、腰椎、胸椎、颈椎依次放松。

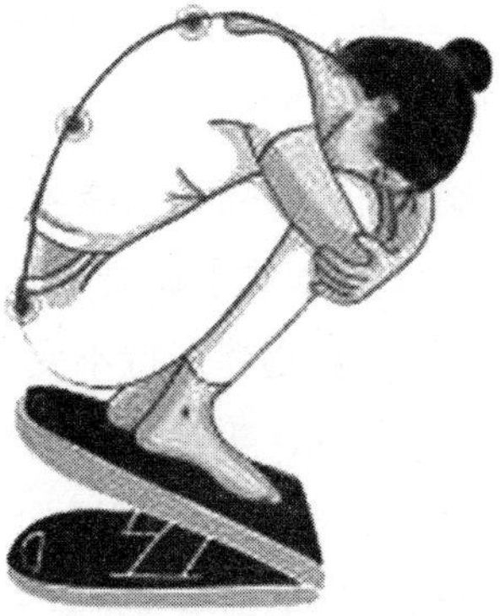

习练要点：重在放松。

▷ 解读

此式作用：拉伸督脉，挤压脏腑，有效按摩五脏，能改善胸闷不适；同时对高血压、心脏病也有一定的调理作用；同时还可以收缩盆底肌肉，对生殖系统有一定的调理作用。

【第八式】收式

慢慢站起，调匀呼吸，从和畅依上走下，沿小臂、大臂、肩部左右依次拍打三次，再沿大腿前部、小腿前部、小腿后部、大腿后部依次拍打三次

二、习练时间

和畅经络运动	对应经络	适宜练习时间	原理
（第二式）剑指后仰式	手阳明大肠经	 卯时（5:00～7:00）	卯时大肠经主宰一身气血运行，而六腑大肠经与五脏肺经相表里
	手太阴肺经	 卯时（5:00～7:00）	卯时大肠经主宰一身气血运行，肺经与大肠经相表里，此时段练习，对肺经同样也可达到应有的效果

续表

和畅经络运动	对应经络	适宜练习时间	原理
（第三式）俯身下探式	足太阳膀胱经	 申时（15:00～17:00）	申时膀胱经调节全身气血运行，五脏肾经与六脏膀胱经相表里
	足少阴肾经	 酉时（17:00～19:00）	酉时肾经调节全身气血运行
（第四式）左右扭转式	手太阳小肠经	 未时（13:00～15:00）	未时小肠经调节全身气血运行，六腑小肠经与五脏心经相表里
	手少阴心经	 未时（13:00～15:00）	未时小肠经主宰人体气血运行，心与小肠相表里，此时间段练习对心脏同样也可达到应有的效果
（第五式）体侧弯腰式	足少阳胆经	 酉时（17:00～19:00）	酉时肾经主宰人体气血运行，而肾为母、肝为子，母可生子。又因肝经与胆经相表里，在酉时肾经气血旺盛之时锻炼，同样对肝胆经也有调节作用
	足厥阴肝经	 酉时（17:00～19:00）	酉时肾经主宰人体气血运行，而肾为母、肝为子，母可生子。此时段练习，肾经气血旺盛对肝经也会起到调节作用

续表

和畅经络运动	对应经络	适宜练习时间	原理
（第六式）俯身下探加强式	足阳明胃经	 辰时（7:00～9:00）	辰时胃经调节全身气血运行，五脏脾经与六腑胃经相表里
	足太阴脾经	 巳时（9:00～11:00）	巳时脾经调节全身气血运行

参考文献

[1] 黄建军．经络腧穴学 [M]．北京：中国中医药出版社．

[2] 翟双庆．内经选读 [M]．北京：中国中医药出版社．

[3] 董艳慧．美丽女人经络造——经络美容如是说 [J]．养生大世界，2010，(1)：40-42.

[4] 吴妍静．中国古代中医美容的起源与形成发展综述 [J]．浙江中医药大学学报，2015，(3)：32-35.

[5] 张侨文，王居易．王居易经络诊察法概论 [J]．北京中医药，2013，(9)：674-675.

[6] 欧阳珊婷，王居易．王居易经络诊察与早期针灸文献的比较 [J]．北京中医药，2013，(9)：670-671.

[7] 杨相国．经络畅通，疾病不生 [J]．健康生活，2010，(5) ：23-23.

[8] 刘爱珍，吴景东．浅析经络与美容的关系 [J]．中国美容医学，2011，20 (1)：140-141.

[9] 周炜，王丽平，王居易．王居易经络诊察法的临床应用体会 [J]．北京中医药，2010，29 (1)：31-32.

[10] 徐振华，符文彬，刘建华．《内经》经络诊察体系及临床应用 [J]．江西中医药大学学报，2007，19 (2)：46-48.

[11] 周雪．音乐养生本质探究 [J]．池州学院学报，2014，

4：112-116.

[12] 黄璐.《黄帝内经》中关于音乐治疗的史料分析[D].东北师范大学，2010.

[13] 吴斌，金亚文.音乐课程性质与价值——义务教育音乐课程标准解读之二[J].中国音乐教育，2002，(5)：7-9.

[14] 张伟.五音调节经脉的理论及临床应用的研究[D].北京中医药大学，2010.

[15] 吕德鹏，杜德业.从中医经络理论探讨音乐治疗对人体的作用[C].中国音乐治疗学会十周年会庆暨第五届学术年会论文集，中国音乐治疗学会，1999：3.

[16] 周少林，林汉芳.音乐与养生[J].时珍国医国药，2008，10：2527-2528.

[17] 王玉川.中医养生学[M].上海：上海科技出版社，1992：89-90，139-144.

[18] 伍学荣，谢基莲，胡剑初.论中药养生[J].科技信息，2009，32：32-33.

[19] 赵婉莹.中国古代食疗发展研究[D].西北农林科技大学，2008.

[20] 钟赣生.中药学[M].北京：中国中医药出版社，2012.

[21] 江乐阳.国医中的经络养生[M].北京：中国铁道出版社，2010：266-268.

[22] 廖玉美.从中医学角度浅谈新编“健身气功－八段锦”的功理与作用[J].搏击·武术科学，2009，3(3)：79.

[23] 祝总骧.锻炼经络百岁健康[M].科学普及出版社，1994.

[24] 谢衡辉，田宇瑛．砭石疗法与刮痧、推拿辨析［C］．首届全国砭石疗法学术研讨会论文集．中国针灸学会砭石分会筹委会，2001: 3.

[25] 童怡，刘晓红．砭石美容减肥法［C］．首届全国砭石疗法学术研讨会论文集．中国针灸学会砭石分会筹委会，2001: 2.

[26] 孙玉芝，陈婉珉，苏巧珍，等．砭石疗法应用概述［J］．实用中医药杂志，2010，5: 352-353.

[27] 刘颖，阮利元，杨琴，等．砭石治疗乳腺增生性疼痛60例［J］．中医外治杂志，2010，2: 37-38.

[28] 殷振瑾，辛丽娟，闫远杰．新砭石疗法的临床研究进展［J］．承德医学院学报，2011，1: 46-48.

[29] 张维波．中医外治法的鼻祖——砭石疗法［J］．双足与保健，2008，4: 40-42.

[30] 佟波．砭石疗法治疗便秘60例临床分析［J］．实用中医内科杂志，2008，1: 57.

[31] 殷振瑾，闫远杰，暴宏伶．新砭石疗法治疗偏头痛疗效观察［J］．中国针灸，2012，10: 903-905.

[32] 沙岩．新砭石疗法临床研究概况［J］．针灸临床杂志，2009，10: 47-49.

[33] 苏李，李亮，杨金生，等．艾灸对机体功能影响的现代研究［J］．中国中医药信息杂志，2010，2: 101-103.

[34] 兰蕾，常小荣，石佳，等．艾灸的作用机理研究进展［J］．中华中医药学刊，2011，12: 2616-2620.

[35] 许焕芳，赵百孝．艾灸疗法作用机理浅述［J］．上海针灸杂志，2012，1: 6-9.

[36] 王磊，李学武，张莉．艾灸疗法作用机理国内外研究进展 [J]．中国针灸，2001，9: 56-59.

[37] 张峻峰．艾灸疗法作用机理的现代医学研究进展 [C]．首届皇甫谧故里拜祖大典暨《针灸甲乙经》学术思想国际研讨会论文集．中国针灸学会，2012: 5.

[38] 张维波，郭义，林玉英，等．经络研究近50年回顾与今后研究方向 [J]．世界科学技术，2005，5: 99-104.

[39] 魏瑚，林玉英．国外经络针灸研究概况 [J]．世界科学技术，2005，5: 105-106.

[40] 曾奕．艾灸作用的实验研究进展 [J]．山东中医杂志，2005，3: 187-190.

[41] 梁繁荣，曾芳，唐勇．关于构建针灸临床辨证体系的思考 [J]．中国针灸，2008，8: 551-553.

[42] 王飞．针灸的作用机理、适应症与疗效 [J]．国外医学 (中医中药分册)，1998，3: 18-20.

[43] 刘国真．经络辨证与针灸临床 [J]．山东中医杂志，1999，8: 341-342.

[44] 马崇乾．经络与针灸疗法 [J]．青海医药，1982，4: 56-58.

[45] 张维波，黄涛．两类古典经络及其与针灸的关系 [N]．中国中医药报，2009.

[46] 王胜，刘冠军．系统方法在经络研究与针灸治疗中的应用 [J]．医学与哲学，1991，11: 22-24.

[47] 于丽珊．针灸经络研究的新进展 [N]．中国中医药报，2007.

[48] 韩镇中 . 磁疗的临床应用 [J]. 中国针灸，2013，S1: 107.

[49] 钟春嫦，刘洁玲 . 磁疗对减轻乳腺增生性疼痛效果观察 [J]. 现代医院，2008，9: 44-46.

[50] 金和俊，冯春燕，张春红 . 磁疗的研究现状 [J]. 医学综述，2008，18: 2832-2834.

[51] 姜小秋，卢轩，陈泽林 . 中医磁疗发展考 [J]. 湖北中医药大学学报，2011，3: 67-68.

[52] 郭令儿 . 电磁疗配合电针治疗乳腺增生病的临床研究 [D]. 广州中医药大学，2009.

[53] 孙桂萍 . 耳穴磁疗治疗老年人腰背痛疗效观察 [J]. 中国针灸，2007，2: 112-114.

[54] 李永光 . 经络与磁研究进展 [J]. 中医药学报，1984，4: 56-61.

[55] 张铭，黄莹 . 头部穴位磁疗治疗失眠症 86 例的临床观察 [J]. 中国现代药物应用，2010，22: 231-232.

[56] 张红 . 穴位磁疗的作用机制及临床应用 [J]. 山东中医杂志，2009，6: 438-439.

[57] 李十红，张京梅，李志忠 .《黄帝内经》时间医学思想对急性心肌梗死时间节律的解释 [J]. 医学与哲学：临床决策论坛版，2011，32 (3) : 71-72.

[58] 赵立勋，阙再忠，王大淳，等 . 遵生八笺校注 [M]. 北京：人民卫生出版社，1994.

[59] 萧言生 . 人体经络使用手册 [M]. 北京：东方出版社 .

[60] 孙国杰 . 针灸学 [M]. 北京：人民卫生出版社，2011.

[61] 黄龙祥．中国针灸学术史大纲[M]．北京：华夏出版社，2001.

[62] 郭霞珍．中医基础理论专论[M]．北京：人民卫生出版社，2009.

[63] 曾子孟．图解中医养生治未病[M]．北京：化学工业出版社，2010.

[64] 柴可夫．中医基础理论[M]．北京：人民卫生出版社，1998.

[65] 管微微，管遵惠．管氏针灸经络辨证针灸法[M]．北京：中国中医药出版社，2013.

[66] 满江，易磊．黄帝内经中的经络养生[M]．上海：上海科学技术文献出版社，2013.

[67] 华萍．经络研究的四大主流学派及其分析[J]．中国针灸，2006，26(6):407-413.

[68] 黄宇琨．经络生物实体的思考与认识[J]．中国民族医药杂志，2014，10:71-73.

[69] 张维波．经络研究近50年回顾与今后研究方向[J]．世界科学技术-中医药现代化．2005，7(5):99-104.

[70] 刘建华．针灸作用机理和经络研究的现状及其展望[J]．中国基础科学研究进展，2004，4:29-35.

[71] 欧阳静．经络实质假说的研究进展[J]．江苏中医药，2014，46(10):77-79.

[72] 祝世讷．经络的结构是”超解剖”的功能性结构[J]．山东中医药大学学报，1999，21(1):2-6.

[73] 祝总骧．中国经络科学的现代化研究[J]．世界科学技

术 - 中医现代化 . 2000，2 (5) : 23-26.

[74] 林帆 . 从道家思想与内经的关系谈对经络体系形成的认识 [J] . 福建中医药，1986，4: 46-49.

[75] 马献军 . 感悟李时珍的经络观 [J] . 亚太传统医药，2006，9: 39-40.

[76] 刘精微 . 经络学说的起源及经络实质之我见 [J] . 中国针灸 . 1982，5: 38-41.

[77] 佟波 . 砭石疗法治疗胸痹 58 例 [J] . 实用中医内科杂志，2007，6: 83.

[78] 魏莫愁 . 砭石疗法治疗原发性痛经 21 例疗效观察 [J] . 中国针灸，2004，6: 71-72.